*Eure Lebensmittel
sollen Eure Heilmittel sein*

*Eure Heilmittel
sollen Eure Lebensmittel sein*

Hippokrates

Peter Hollmayer

Die heilende Kraft pflanzlicher Lebensmittel

Leitfaden für die gesunde vegane Ernährung

Mit einer Einführung in die Traditionelle Chinesische Medizin

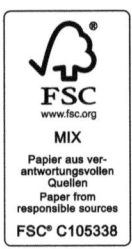

FSC
www.fsc.org
MIX
Papier aus ver-
antwortungsvollen
Quellen
Paper from
responsible sources
FSC® C105338

Hinweis:

In diesem Buch werden Informationen und Ratschläge zu gesundheitlichen Themen gegeben. Diese gründen überwiegend auf bewährte
Erfahrungswerte, sind also nicht zwingend wissenschaftlich erforscht.
Auch die Anwendung der Ratschläge gründet auf Erfahrungswerte. Alle
Angaben erfolgen ohne Gewähr. Weder der Autor noch der Verlag
können für unwahrscheinliche, eventuelle Nachteile, die aus den in
diesem Buch gegebenen Hinweisen resultierten, Haftung übernehmen.

Impressum

© Autor: Peter Hollmayer
www.viavita-institut.de
Die heilende Kraft pflanzlicher Lebensmittel
1. Auflage. Januar 2025

Das Werk darf, auch auszugsweise, nur mit Genehmigung des
Autors wiedergegeben werden

Illustration: Goran Lazek
Fotos Innenteil und Coverrückseite: Ursula Dören
Foto Cover: Stefan Dettler

ISBN 978-3-7693-2452-5

Verlag:
BoD · Books on Demand GmbH, In de Tarpen 42,
22848 Norderstedt, bod@bod.de
Druck:
Libri Plureos GmbH, Friedensallee 273,
22763 Hamburg

Inhaltsverzeichnis

Einleitung

Die grundlegende körperliche Kraft des Lebens beziehen wir hauptsächlich aus unserer Nahrung. Leider ist uns unser altes Erfahrungswissen über die Wirkung von Lebensmitteln weitgehend abhanden bekommen. Wenn wir heute über den Nutzen unserer Nahrung sprechen, beziehen wir uns fast ausschliesslich auf die Inhaltsstoffe Diese beschreiben aber nur einen Teil der Auswirkungen auf unsere Organe. Übergeordnete, wichtige energetische Eigenschaften der Mittel, stehen leider nur noch in alten Lehrbüchern. Dazu gehören Wirkweisen wie etwa:
„Wärmen und Kühlen, Befeuchten und Trocknen"
Wir finden dieses bewährte Wissen heute noch lebendig in der chinesischen Medizin.
Altes Wissen mit modernen Erkenntnissen in verständlicher Sprache zusammen zu führen, ist die Absicht dieses Buches. Denn Lebensmittel waren und sind immer noch die besten Heilmittel!

Erst seit den 1960er Jahren haben tierische Produkte in unserem Speiseplan eine so große Bedeutung erlangt. Die vielen Jahrhunderte vorher waren geprägt durch eine überwiegend pflanzliche Ernährung. Selbst auf den Bauernhöfen gab es meist nur ein bis zwei mal pro Woche Fleisch zu den Mahlzeiten. Die sogenannten „Wohlstandskrankheiten" nehmen zu, seit pflanzliche Lebensmittel zurückgedrängt wurden. Leider ist dadurch auch das Wissen über die Heilkraft dieser so wichtigen Lebensmittel fast verschwunden.

Auch die Weisheit, dass verschiedene Menschen verschiedene Lebensmittel benötigen, ist aus dem Bewusstsein verschwunden. Schon von der Veranlagung her und erst recht in bestimmten Lebenssituationen sind Menschen sehr unterschiedlich. Lebensmittel haben immer eine Wirkung, die zum Individuum passen müssen! Deshalb kann ein Nahrungsmittel dem einem nutzen, einem anderen aber durchaus schaden.
Es gibt in Süddeutschland ein altes Sprichwort:

„Die Kost, die gut ist für den Schmied, die zerreisst den Schneider."

Eine Krankenkost muss anders aussehen als eine Mahlzeit für den Holzfäller. „Früher" wusste man das noch und gab geschwächten Menschen, z. B. Frauen nach der Geburt, Kraftbrühen, da diese leicht verdaulich, wärmend und kräftigend sind. Heute müssen die armen Mütter viel zu viele kühlende Südfrüchte und schwerverdauliche Rohkost essen, da diese ja so viele Vitamine enthalten. Dies führt dazu, dass die jungen Mütter vermehrt frieren und immer schwächer und anfälliger werden.

Dies ist nur ein Beispiel, das zeigt, wie altes Erfahrungswissen verloren gegangen ist. Es lohnt sich, es wieder zurückzuholen!

Unsere alte westliche Erfahrung ist in vielen Aspekten der Traditionellen Chinesischen Medizin sehr ähnlich. Es gab eine Zeit in China, in der die Diätärzte das allerhöchste Ansehen hatten.

Sie finden im letzen Kapitel eine kurze, leicht verständliche Einführung in die Ernährungslehre der TCM.

Nutzen wir dieses Wissen für unsere Gesundheit!

Sie finden in diesem Buch zu Beginn eine Einführung in die Eigenschaften von Lebensmitteln. Danach folgt die Beschreibung von ca. 120 Lebensmitteln und den wichtigsten Gewürzen.

Die anschliessenden, teils internationalen Rezepte sollen eine Inspiration sein für die praktische Anwendung.

Ich wünsche Ihnen einen frohen Geist, eine gute Gesundheit und einen guten Appetit!

Peter Hollmayer

Kapitel 1
Unsere Lebensmittel und ihre Wirkweise

Wenn man mit Lebensmitteln eine gesunde, therapeutische Wirkung erzielen will, sollte man deren Wirkung kennen. In der medizinischen Welt orientieren wir uns an den Inhaltstoffen. Daraus leiten wir dann eine Wirkung ab. Dies ist hilfreich und richtig. Wenn man sich mit wichtigen Inhaltsstoffen, etwa mit Eiweißen, versorgen will, muss man wissen, in welchen Lebensmitteln diese enthalten sind. Es kann aber sein, dass Lebensmittel ähnliche Inhaltsstoffe haben und trotzdem unterschiedlich wirken.

Man kann es zum Beispiel am Inhaltsstoff „Kalium" erklären: Als eine der Hauptwirkungen wird genannt, dass Kalium entwässernd wirkt. Das heißt, Kalium zieht Wasser aus dem Körper. Sehen wir uns nun einige Lebensmittel an, die besonders viel Kalium enthalten:

Kartoffeln, Kohl, aber auch Erdnüsse und Schokolade haben einen sehr hohen Gehalt davon. Nun würde aber niemand behaupten, dass Schokolade oder Nüsse entwässernd wirken.

In der traditionellen Medizin (westlich wie östlich) stehen Faktoren im Vordergrund, die den Charakter eines Nahrungsmittels beschreiben. Schauen wir in ein wichtiges deutsches Werk aus dem 16. Jahrhundert über Heilpflanzen und Lebensmittel.

Das über 1500 Seiten dicke Buch, genannt „Tabernaemontanus", war damals in Europa eines der wichtigsten Heilpflanzenbücher. Bis heute ist es eine Schatzkiste für Pflanzenheilkundler.

Bevor dort über Symptome oder Krankheiten gesprochen wird, bei denen ein Mittel gut sein soll, beschreibt man die „Natur, Kraft und Eigenschaften" der Pflanzen. Hier eine einführende Beschreibung von der Wirkung von Sellerie (altdeutsch: „Eppich").

„Der Eppich (Sellerie) hat eine wärmende und trocknende Eigenschaft und ist warm und trocken im ersten Grade"

Hier noch eine Einführung in die „Natur der Erdbeere".

„Erdbeeren sind ihrer Natur nach kalt und feucht"

Hier wird also zum einen die „Temperatur" von Lebensmitteln angegeben. Warme Lebensmittel wärmen den Organismus, die anderen kühlen den Körper.

Zum anderen wird darauf hingewiesen, ob ein Mittel „trocknet oder befeuchtet". Es geht also darum, ob ein Mittel Flüssigkeiten aus dem Körper zieht oder aber ob es Säfte im Körper aufbaut und damit befeuchtend wirkt. Diese Hinweise sind sehr bedeutend. Denn wenn ein Mensch schon friert, werden wärmende Mittel sicher besser geeignet sein als kühlende Lebensmittel. Wenn jemand schon trockene Haut und Schleimhäute hat, werden entwässernde Lebensmittel den Menschen noch mehr austrocknen. Leider ist in der westlichen Pflanzenheilkunde viel von diesem Wissen in Vergessenheit geraten. Dagegen wurde in der asiatischen Heilkunde dieses Wissen sogar verfeinert und ist bis heute in der Traditionellen Chinesischen Medizin (TCM) lebendig. Dabei unterteilt man unseren Organismus ein in Yin und Yang:

Körperwärme und Kraft für das Yang.
Säfte und die Substanz des Körpers stehen für das Yin.

Sie finden eine ausführliche Einführung dazu am Ende des Buches.

Kriterien für die Wirkweise von Lebensmittel

☯ Die thermische Wirkung
Lebensmittel und deren Zubereitung haben einen sehr bedeutenden Einfluss auf unsere Körperwärme. Sie können wärmend oder kühlend wirken. Welche Eigenschaften diese haben, hängt von verschiedenen Faktoren ab.

Ein wesentlicher Faktor ist der Kalorienwert. Dieser gibt den Brennwert an, den ein Lebensmittel enthält.

Ein weiterer Aspekt ist der Wassergehalt eines Lebensmittels. Ein hoher Wasseranteil deutet auf eine kühlende Wirkung.

Verschiedene Inhaltsstoffe haben spezielle Wirkungen. Scharfe Gewürze, wie etwa Pfeffer, haben nicht wirklich viele Kalorien, erhöhen aber deutlich unsere Körpertemperatur. Sie erhöhen den Stoffwechsel und die Verbrennungsprozesse.

Auch die Zubereitung ist von entscheidender Bedeutung. Rohes Gemüse wie Möhren oder Paprika sind deutlich schwerer verdaulich als gekochtes Gemüse. Beim Kochen, Dünsten, Backen werden viele Inhaltsstoffe aufgeschlossen.

Für die Verdauung der Nahrung, die wir essen, verbraucht unser Körper Energie und damit auch Wärme. Von der verdauten Nahrung bekommen wir dann Kraft und Wärme zurück.

Bei der Verdauungsarbeit vieler Lebensmitteln, wie etwa Rohkost-salaten, verbraucht der Körper sehr viel Energie, bekommt aber nur wenig zurück. Rohkost und Salat haben wunderbare Eigenschaften, nur haben sie eben eine kühlende Wirkung. Pflanzliche Nahrung enthält allgemein weniger „Brennstoffe" als tierische Nahrung. Deshalb sollte man bei einer veganen Lebensweise darauf achten, die richtigen Lebensmittel zu wählen und diese richtig zuzubereiten, damit der Körper nicht auskühlt.

Es ist ein großer Unterschied, ob ein Mensch friert oder schwitzt. Ein Mensch, der friert, wird gesund werden, wenn er energetisch warme Nahrung zu sich nimmt. Kühlende Lebensmittel werden ihn noch mehr auskühlen und sogar krank machen.

Seit Jahrhunderten hat man sowohl in der westlichen wie in der asiatischen Heilkunde Lebensmittel nach Wärmegraden eingeteilt. Die TCM unterscheidet fünf Kategorien.

Hierfür einige Beispiele:

Heiße Lebensmittel
Ingwer, Zimt, Meerrettich, Pfeffer
Warme Lebensmittel
Walnüsse, Hafer, Lauch, Knollenfenchel
Energetisch neutrale Lebensmittel
Gekochter Spargel, reife Bananen, Ketchup
Kühle Lebensmittel
Tofu, Beeren, Mandarinen, Gerste
Kalte Lebensmittel
Grüner Paprika, Rhabarber, Zitronen

ⓑ **Befeuchtende oder trocknende Wirkung**
Tierische Lebensmittel bewirken, dass verstärkt Wasser und Flüssigkeiten in den Körper gelangen und gespeichert werden. Sie haben somit eine „befeuchtende" Wirkung. (Sie wirken aber auch verschlackend und säuernd.)
Die meisten pflanzlichen Lebensmittel wirken entwässernd und entgiftend. Dies kann zum Problem werden, wenn man sich einseitig von entwässernden Lebensmitteln ernährt oder wenn man schon „trocken" ist, also Körpersäfte fehlen. Sehr trockene Menschen benötigen Lebensmittel, die Säfte aufbauend wirken. Es gibt eine ganze Reihe von pflanzlichen Nahrungsmitteln, die befeuchtend wirken.

Es gibt aber durchaus auch Menschen, die Wasser einlagern. Dann profitiert man von entwässernden Lebensmitteln.

Jedem Lebensmittel werden entsprechende Eigenschaften zugeordnet. Hier einige Beispiele:

Befeuchtende Lebensmittel
Saftiges Gemüse wie Kürbisse, Melonen, Tomaten, Gurken. Saftiges Obst wie Kirschen, Beeren, Pfirsiche. Auch Hafer, Weizen, verschiedene Nüsse und Ölsaaten wirken befeuchtend.

Trocknende Lebensmittel
Viele Gemüsesorten wie Kohl, Kartoffeln, Hülsenfrüchte. Viele Obstsorten wie Orangen, Grapefruit, Ananas, Johannisbeeren. Auch Hirse, Grünkern, Amaranth wirken entwässernd.

☯ Abführend oder Stuhl stabilisierend
Viele Lebensmittel haben eine Auswirkung auf unsere Verdauung. Sie können abführend oder „stopfend" wirken.
Wer an Durchfall leidet sollte keine abführenden Lebensmittel nehmen. Bei Verstopfung dagegen werden solche Mittel helfen. Hier einige Beispiele:

Abführende Lebensmittel
Sauerkraut, Oliven, Avocados, Birnen, Pflaumen, milchsaure Produkte.
Stuhl stabilisierende Lebensmittel
Hirse, Hafer, Quinoa, Bananen, Karotten, rote Beete, Heidelbeeren, Tofu.

☯ Der Geschmack
Der Geschmack gibt uns eine wesentliche Information über die Wirkung eines Lebensmittels.
Je eindeutiger ein Geschmack ist, desto klarer ist die Wirkung.
Der Geschmack „Scharf" hat eine wärmende Wirkung.
Chili, Pfeffer, Ingwer und Meerrettich sind sehr warme Lebensmittel.
Dagegen sind sehr saure Lebensmittel wie Zitronen oder Sauerkraut (roh) ziemlich kalt in der Wirkung.
Die folgende Tabelle gibt einen Überblick über die Wirkweise:

Überblick über die Wirkweise der Geschmäcker

Geschmack	Energie	Säftehaushalt
Scharf	Wärmt stark	Trocknet
Süß	Wärmt	Befeuchtet
Sauer	Kühlt	Hält fest
Bitter	Kühlt	Trocknet
Salzig	Kühlt	Befeuchtet

Weil die Geschmäcker so wichtig sind, folgt hier eine genauere Beschreibung derselben:

Der scharfe Geschmack
Scharf wärmt, bewegt und trocknet. Scharf bringt den Stoffwechsel in Bewegung. Er aktiviert Reserven und regt deren Verbrennung an. Er treibt die Wärme von innen her an die Oberfläche. So bewirkt scharf einen Anstieg der Körperwärme, verbraucht dabei Körpersubstanz oder Körpermasse.

Der süße Geschmack
Süße Lebensmittel bauen alles gleichzeitig auf. Sie wärmen das Yang, geben Kraft, befeuchten, erzeugen Blut und Körpersubstanz. Süß ist der einzige Geschmack, der wirklich aufbaut. Süß ist der Geschmack des Lebens. Anders als scharf bewegt süß nicht so stark, sondern wirkt belebend und beruhigend. Dies gilt nicht für den weißen Zucker, der die Nerven angreift und die Blutzuckerkurve stört. Scharfe Mittel sind wärmer als süße Mittel. Scharf ist im Vergleich zu süß auch kein echtes Aufbaumittel. Süß im Übermaß wirkt verschleimend und verschlackend. Gerade der weiße Zucker verschleimt nicht nur, er führt gleichzeitig auch zu Hitze und Unruhe im Organismus.
Außerdem führt er dazu, dass der Körper den Zucker in Fett umbaut und einlagert. Übergewicht ist die Folge.
Süß ist gut, wenn Körperwärme und Körperkraft fehlen. Außerdem braucht es der trockene und dünne Mensch für seine Säfte und seine Substanz. Heiße und übergewichtige Menschen sollten bei der Auswahl süßer Nahrungsmittel achtsam sein.

Der saure Geschmack

Sauer hat vor allem eine zusammenziehende und damit festhaltende Wirkung. (Stellen Sie bitte mal vor, in eine Zitrone zu beißen! Es zieht sich alles zusammen.) Sauer ist energetisch kühl und senkt damit das Yang ab. Hitzige Leute mögen sauer, während Menschen, die leicht frieren, sauer nicht mögen und meist auch nicht gut vertragen. Sauer regt den Stoffwechsel an. Dies heißt aber nicht, dass er wärmend wirkt. Er wirkt eher entgiftend und säubernd. Gleichzeitig hält der saure Geschmack aber die Säfte fest. Dadurch wirkt es indirekt Säfte aufbauend. Wenn jemand wirklich trocken ist, gibt man zum Aufbau süß und zum Festhalten der Säfte sauer dazu. Saure Mittel alleine können die Säfte nicht aufbauen.

Der bittere Geschmack

Bitterkalt ist es im Winter. Genauso kalt ist der bittere Geschmack. Er geht nach unten und leitet aus. Bitter ist das Gegenteil von süß. Während süß alles aufbaut, senkt bitter alles ab. Bitter kühlt das Yang, es lenkt die Lebenskraft nach unten, es trocknet und entgiftet. In der westlichen Naturheilkunde gilt bitter als Tonikum, insbesondere für den Magen und die Verdauungsorgane. Man sieht das in der TCM genauso. Nur gilt die Richtung nach unten im Körper als absenkend und damit auch als kühlend. Dies ist der Grund, warum die Person, die friert, bitter meist nicht mag. Dabei ist die Wirkung auf Leber und Magen eindeutig. Der Verdauungsbrei soll vom Magen und Darm nach unten weitergeleitet werden. Wenn die Verdauungsorgane dies nicht tun, entstehen Verstopfung, Blähungen usw. Hier hilft der bittere Geschmack als „Tonikum", um diese natürliche Abwärtsbewegung zu unterstützen.

Salzig / Der salzige Geschmack

Salz hat eine entscheidende physikalische Wirkung: Es zieht Wasser zu sich hin. Wenn sich Salz innerhalb des Körpers befindet, zieht es Wasser dorthin. Legt man Salz außen auf die Haut, so zieht es Wasser aus der Haut. Es ist ein großer Unterschied, ob Salz äußerlich oder innerlich angewandt wird. In unserer Gesellschaft wird sicher zu viel Salz gegessen. Dies belastet vor allem Menschen, die zu Einlagerungen neigen. Sie tun sich dann noch schwerer, die Säfte auszuscheiden. Andersherum hat Salz eine befeuchtende, erweichende Wirkung für trockene Menschen. Darüber hinaus wirkt Salz kühlend und absenkend.

☙ Die spezielle Wirkung von Lebensmitteln

In der asiatischen Medizin betrachtet man zuerst übergeordnete Eigenschaften wie den Geschmack, die Temperatur usw. Erst danach schaut man auf die spezielle Wirkung, bzw. wofür ein Lebensmittel eingesetzt werden kann.

Jedes Lebensmittel hat eine ganz spezifische Wirkung und „hilft" bestimmten Organen. Die Hirse stärkt das Bindegewebe, Zwiebeln reinigen die Lunge, Sauerkraut „putzt" den Darm. Sie finden bei jedem Lebensmittel eine Angabe der speziellen Wirkung.

☙ Warnhinweise, Unverträglichkeiten

Da jedes Lebensmittel eine Wirkung hat, kann es auch zu Unverträglichkeiten kommen. Hier ein paar Beispiele: Wer Durchfall hat, sollte abführende Lebensmittel vermeiden; wem schon zu warm ist, sollte hitzige Lebensmittel eher meiden; wer zu Trockenheit neigt, sollte vorsichtig sein bei entwässernden Lebensmitteln. Sie finden diese Hinweise bei jedem Lebensmittel.

☙ Die Zubereitung der Lebensmittel

Lebensmittel verändern ihre Wirkweise durch die Art wie man sie zubereitet. Eine rohe Kartoffel hat eine andere Energetik als eine Pellkartoffel. Und Pellkartoffeln haben eine andere Wirkung als Kartoffelpüree.

Man kann durch die Zubereitung die Temperatur, den Geschmack und die Wirkrichtung verändern. Auch die Auswirkung auf unsere Körpersäfte lassen sich beeinflussen. Gerade pflanzliche Lebensmittel verändern durch die Zubereitung ihre Eigenschaften.

Rohkost

Die Nahrung, die wir essen, muss zunächst gekaut, verdaut, aufgeschlüsselt und aufgenommen werden. Hierfür benötigt der Körper Energie und Wärme. Die Nahrungsessenzen, die wir so erfolgreich aufgenommen haben, geben uns dann Kraft und Wärme zurück. Wie bereits erwähnt, wirkt Rohkost kühlend, da diese eher schwer verdaulich ist. Aus diesem Grund ist Rohkost gut für Menschen, die zu hoch brennen, schwitzen und ständig Hunger haben. Menschen, die frieren, sollten ihre Rohkost sorgfältig auswählen und diese nur in kleinen Mengen verzehren. Ein Salat ist keine Kraftnahrung!!! Die genaue Beschreibung der einzelnen Lebensmittel folgt im nächsten Abschnitt.

Lagern

Je länger ein Lebensmittel gelagert wird, desto leichter verdaulich wird es. (Im Rahmen der Haltbarkeit!!)
Stärke wandelt sich dabei in Zucker, die Lebensmittel schmecken süßlicher. Eine grüne Banane ist schwerer verdaulich als eine gelbe, reife Banane.
Ein gelagerter Apfel ist mehliger als ein frischer, grüner Apfel.
So muss der Organismus weniger eigene Kraft und Wärme für die Verdauung aufbringen.

Kochen

Je länger man Lebensmittel kocht, desto mehr Kraft schwimmt in der Suppe. Die Lebensmittel geben Ihre Essenz ab. Die Tradition der Kraftsuppen war weltweit verbreitet und ist heute nahezu weltweit leider fast vergessen worden.

Jeder geschwächte Mensch benötigt Kraftnahrung. Diese ist durch das Kochen von bestimmten Lebensmittel einfach, preiswert und sehr effektiv zu bekommen.
Durch Kochen „yangisiert" man Lebensmittel. Die energetische Temperatur steigt. So geben gekochte Lebensmittel, insbesondere Suppen, eine Menge Kraft und Saft.

Dünsten

Dünsten schont die Vitamine, die durch Kochen verloren gehen.
Dünsten „yangisiert" ebenfalls unsere Lebensmittel. Dies hat den Vorteil, dass diese noch „Biss" haben.

Braten, Grillen, Frittieren

Diese Formen der Zubereitung erhöhen deutlich das Yang der Lebensmittel. Man sollte dabei hochwertige Fette benutzen und diese nicht zu sehr erhitzen.

Trocknen

Bei getrockneten Mitteln muss der Körper viele Säfte für die Verdauung beisteuern. Dies ist gut für Menschen mit Einlagerungen und schlecht, wenn man diese Säfte nicht hat. Grundlegend sind z.B. trockene Reiswaffeln ein wunderbares „Training" für die Verdauungsorgane. Nur sollten trockene Menschen diese sehr langsam essen und viel dazu trinken.

Püree

Wer aus Pellkartoffeln Kartoffelpüree zubereitet, benötigt hierfür eine Menge Flüssigkeit. Wenn man Pellkartoffeln isst, muss der Körper diese Säfte selbst zur Verfügung stellen. So sind Pellkartoffeln gut für Menschen, die zu viele Säfte einlagern. Wasser und Säfte werden bewegt und dann ausgeschieden.

Für sehr trockene Menschen aber sind Pellkartoffeln schwer verdaulich, da sie eben diese Säfte nicht haben. Dies ist der Grund, warum bei Menschen mit dieser Veranlagung Kartoffeln lange im Magen liegen und sogar Sodbrennen verursachen können. Hier wiederum ist Kartoffelpüree wunderbar geeignet.

Es enthält viele Flüssigkeiten, um Säfte im Körper aufzubauen. Außerdem sind Pürees leicht verdaulich.

Säfte

Für trockene Menschen eignen sich Obst- und Gemüsesäfte besonders gut. Sie befeuchten die trockenen Schleimhäute und bauen Verdauungssäfte auf. Allerdings sollte man Folgendes beachten:

Säfte sind konzentrierte Lebensmittel. Ein Glas Apfelsaft kann bis zu drei Äpfel enthalten. Deshalb sollten Säfte, auch Smoothies, generell verdünnt getrunken werden.

Reiben, Raspeln, Schneiden

Man nimmt dem Körper dadurch einiges an Arbeit ab. Die Lebensmittel werden leichter verdaulich und schmackhafter. Dies ist für geschwächte Menschen ein Vorteil.

Nun folgt die Beschreibung der Lebensmittel

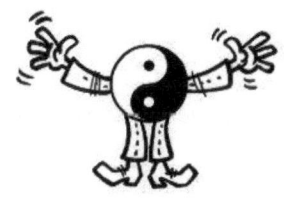

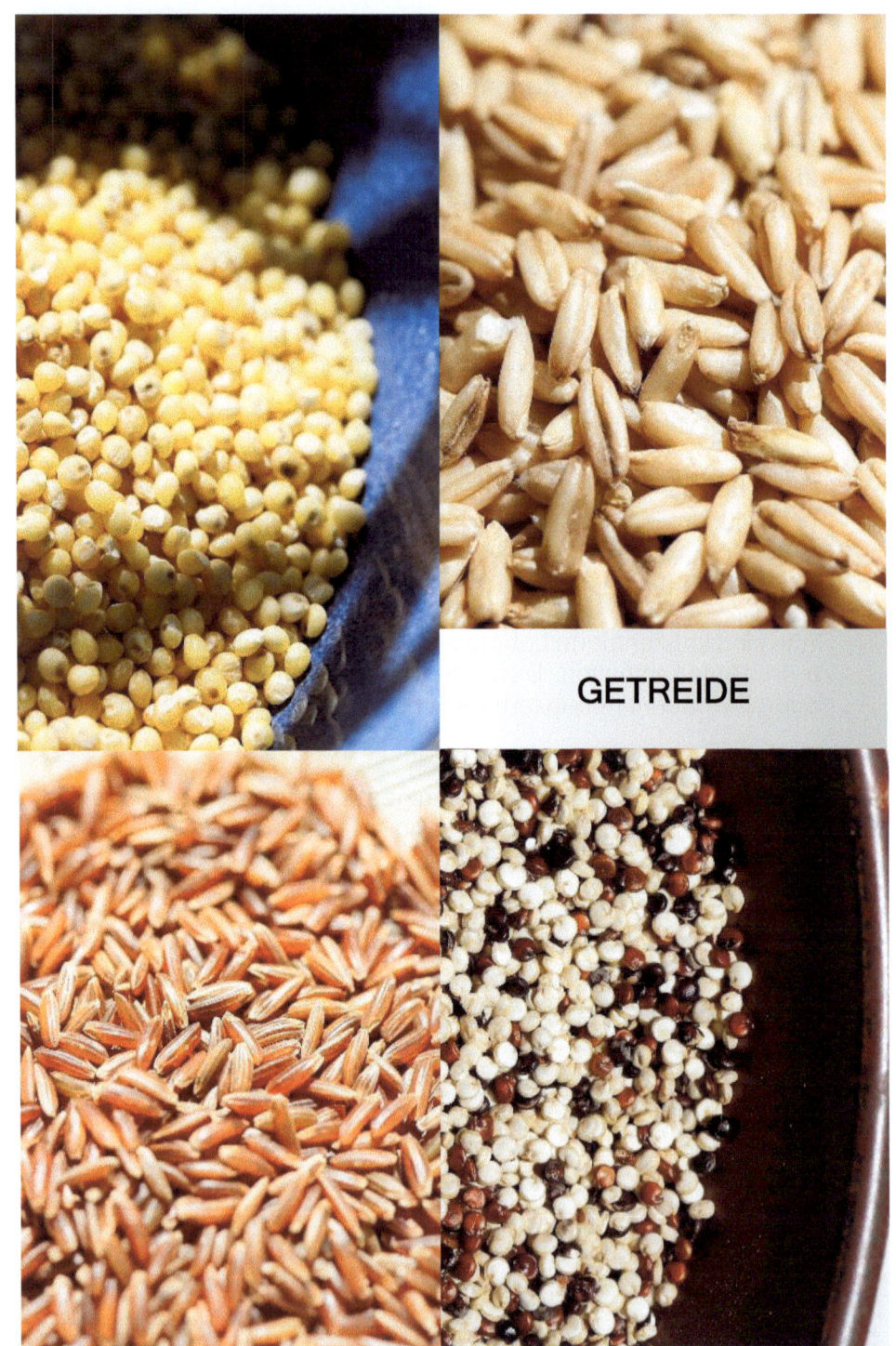

GETREIDE

Kapitel 2

Die Lebensmittel und Ihre Wirkung

Getreide/Körner

In der TCM sagt man, dass ca. 60-70% der täglichen Nahrung aus Getreide, bzw. aus Reis bestehen sollte. Getreide ist also das Grundnahrungsmittel schlechthin. Körner liefern die Grundlage unserer Lebenskraft. Man spricht in der TCM von Essenz, einer Urkraft, die in jedem Korn steckt. Saaten enthalten alle Nährstoffe für den Start in das Pflanzenleben. Volles Korn enthält sehr viel Stärke, also Mehrfachzucker, der langsam ins Blut gelangt. Dieser Zucker bringt Energie und Ausdauer. Darüber hinaus enthalten Körner hochwertige Eiweiße. Wenn man diese dann noch mit Hülsenfrüchten kombiniert, erhält man auch mit ausschließlich pflanzlicher Ernährung alle lebensnotwendigen Eiweiße. Jede Körnerfrucht hat dann noch spezielle Inhaltsstoffe, die sie besonders wertvoll machen. Einige wirken eher befeuchtend und Säfte aufbauend wie etwa Hafer, Dinkel oder Weizen. Dagegen wirken Hirse und Mais entwässernd. Wichtig ist, das volle Korn zu benutzen, denn dann bekommt man alle Vitalstoffe für ein gesundes Leben.

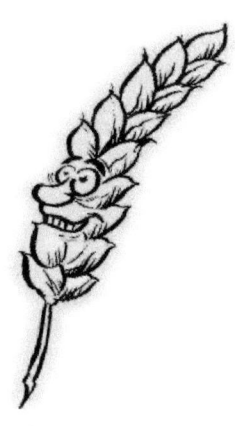

Amaranth und Quinoa

Die spanischen Eroberer waren beeindruckt von der körperlichen Leistungsfähigkeit der alten Inkas und Azteken. Sie verstanden bald, dass die Energie zu einem großen Teil aus den beiden genannten Körnern kam. Die Folge war, dass sie es den Ureinwohnern unter Androhung der Todesstrafe verboten haben, diese Saaten anzubauen. Fast vergessen, halten sie nun einen wahren Siegeszug in die weltweite Küche. Diese beiden Körner enthalten ähnlich viele Kohlenhydrate und Eiweiße. Quinoa besitzt etwas mehr Fette. Obwohl Amaranth und Quinoa aus verschiedenen Pflanzenfamilien stammen, haben sie eine recht ähnliche Wirkung. Sie enthalten auch hochwertige Bitterstoffe, die die Entgiftung unterstützen und überflüssiges Wasser ausscheiden. Beide sind frei von Gluten. Quinoa ist leichter verdaulich und verträglicher als Amaranth.

Geschmack, Energie
- Süß, leicht bitter, neutral
- Leicht entwässernd

Wirrichtung
o Stärkt die Lebenskraft
o Belebt den Stoffwechsel
o Gibt Kraft und Ausdauer
o Als Aufbaumittel und Schonkost
o Stärkt das Immunsystem
o Stärkt die Verdauungsorgane
o Bringt verlorenen Appetit und Durst zurück
o Stärkt das Nervensystem und die Konzentration
o Macht froh und wach
o Baut Substanz und Gewebe auf
o Für Haut, Haare, Knochen und Zähne
o Reinigt den Darm, unterstützt die Darmflora
o Bei Durchfall, leicht stopfend
o Unterstützen die Entgiftung, leicht diuretisch

Zubereitung

Ähnlich wie Reis oder Hirse sind diese sehr kleinen Körner für nahezu alle Speisen geeignet. Sie haben einen schmackhaften, nussigen Geschmack, weshalb sie sich auch ohne Gewürze als Beilage eignen. Man kann sie mahlen und so weiterverarbeiten. Sie lassen sich poppen, was sich dann gut für Müslis eignet.

Vorsicht

Da sie leicht entwässernd wirken, sollten befeuchtende, fettende Lebensmittel ergänzt werden.

Der besondere Tipp

Es gibt einige Körnersorten, die sich besonders gut zum Aufbau von Lebenskraft und zur Rekonvaleszenz für geschwächte Menschen eignen. Hierzu gehören besonders Amaranth, Quinoa, Hafer und Hirse. Amaranth und Quinoa enthalten im Vergleich zu Hirse mehr Eiweiße. Hirse wirkt stärker entwässernd. Im Vergleich hierzu hat der Hafer eine schleimende, befeuchtende Wirkung. So gibt man den Hafer eher, wenn Menschen trocken sind. Hirse eignet sich viel besser für Menschen die Wasser einlagern. Quinoa und Amaranth sind nur leicht entwässernd.

Wichtige Inhaltsstoffe

Ca. 57% Kohlenhydrate, 14,% Eiweiße, 8% Fette, B Vitamine, Kalium, Magnesium, Kupfer, Kalzium, Natrium, Zink, Glutenfrei

---

Buchweizen

Buchweizen ist ein Knöterichgewächs. Er ist sehr anspruchslos im Anbau. Er mag künstliche Düngung nicht. Nach Ausbringung von Kunstdünger gedeihen oft nur Blätter, aber kaum Samen. Er ist frei von Gluten, was ihn für Allergiker interessant macht. Er liefert Eiweiße, Kohlenhydrate und viele Vitalstoffe wie Lezithin, was ihn zu einer wichtigen Pflanze für geschwächte und „genervte" Menschen macht. Seine gesunden Schleimstoffe schützen die Schleimhäute und werden traditionell bei Darmerkrankungen angewandt. Seine hochwertigen Fette schützen vor Gefäßkrankheiten und anderen Zivilisationskrankheiten. Da er leicht bitter ist, wirkt er auch reinigend und entgiftend. Hinzu kommen eine Menge Ballaststoffe, die eine zusätzliche Bewegung in den Darm bringen. Buchweizen ist traditionell eine gutes Mittel bei Colitis.

Geschmack, Energie
- Süß, leicht bitter, neutral bis warm
- Leicht schleimend, dabei leicht entwässernd

Wirkrichtung
o Nahrhaft, sättigend
o Schützt entzündliche Schleimhäute
o Bei Darmerkrankungen
o Bei Darmentzündungen
o Fördert die Verdauung
o Unterstützt die Leber
o Dabei Stuhl stabilisierend, bei Durchfall
o Stärkt Nerven und Gehirn, beruhigend
o Schützt die Gefäße

Zubereitung
In Asien sind Buchweizennudeln bis heute vielerorts ein Grundnahrungsmittel. Man bekommt diese heute auch in Bioläden. Diese kann man dann weiterverarbeiten, als Beilage in Salaten, in der Pfanne mit Zwiebeln anbraten oder mit Soßen verfeinern. Buchweizen eignet sich auch für Pfannkuchen, Bratlinge oder als Beigabe für gebackene Gerichte. Da er kein Klebereiweiß enthält, ist er alleine nicht zum Backen geeignet. Buchweizen eignet sich sowohl für herzhafte als auch für süße Speisen.

Vorsicht
In den Randschichten befinden sich Stoffe, die Lichtallergien auslösen können. Deshalb wird empfohlen, den Buchweizen vor dem Kochen heiß abzuspülen oder das erste Kochwasser wegzukippen. Die Schleimstoffe können bei sehr großen Mengen Übelkeit oder Verdauungsbeschwerden verursachen.

Der besondere Tipp
In der russischen Küche gibt es ein Nationalgericht, das Kasha heißt. Buchweizen wird angeröstet und mit Haferflocken und Fetten gekocht. Wenn man noch Nüsse und Gewürze hinzufügt, hat man schon zum Frühstück eine nahrhafte Kraftnahrung.

Wichtige Inhaltsstoffe
Ca. 70% Kohlenhydrate, 10% Eiweiße, 2% Fett, 4% Ballaststoffe, Vitamine B1, B2, B3, B6, Vitamin E, Eisen, Kalium, Kalzium, Kieselsäure, Magnesium, Phosphor, Lezithin, Glutenfrei!

Chia Samen

Neben Quinoa und Amaranth sind die Chia Samen die dritte große Entdeckung der lateinamerikanischen Getreidekultur (Ursprungsland ist Mexico). Die Bezeichnung „Superfood" trifft hier sogar vom historischen Namen her zu, denn „Chia" bedeutet übersetzt „Kraft" oder „Stärke". Ein Esslöffel davon soll Kraft für einen ganzen Tag liefern. Wie in den anderen Getreidearten wie Hafer, Dinkel oder Quinoa, finden wir auch hier sehr konzentrierte Inhaltsstoffe. Die Wissenschaft betont besonders den hohen Gehalt an Omega 3 Fettsäuren, der fast so hoch ist wie bei Leinsamen, wobei Chia Samen deutlich weniger Fett besitzen. Die Ballaststoffe sind „geschmeidig", leicht schleimend und unterstützen die Verdauung, wobei sie die Schleimhaut schützen. Besonders populär sind sie geworden, da sie sich sehr gut zur Unterstützung einer Gewichtsreduktion eignen. Sie erzeugen ein gutes Sättigungsgefühl und wirken darüber hinaus leicht entgiftend.

Sie verfügen über reichlich lebensnotwendige Mineralien, die unsere inneren Organe stabilisieren und kräftigen.

Geschmack, Energie
- Süß, leicht bitter, neutral
- Befeuchtend, leicht entgiftend

Wirkrichtung
- Gibt Lebenskraft und kräftigt allgemein die Organe
- Unterstützt die Fruchtbarkeit
- Stärkt die Gelenke
- Reguliert den Blutzuckerspiegel, bei Diabetes
- Verbessert die Darmflora, schützt die Schleimhaut
- Bei Reizdarm und Sodbrennen
- Leicht verdaulich, zur Rekonvaleszenz
- Stärkt die Nerven und das Denkvermögen
- Stärkt und beruhigt den Geist
- Befeuchtet trockene Haut und Schleimhäute
- Senkt den Cholesterinspiegel

Zubereitung

Chia Rezepte sind ein Renner in der veganen Küche. Vom Pudding über Smoothies wird so ziemlich jedes Gericht zum „Superfood" erkoren.

Meist werden die Samen eingeweicht. Dann quellen diese auf und es entsteht eine geleeartige Masse, die man in Müsli, Joghurt, Pudding usw. weiter verarbeiten kann.

Man kann die Samen mahlen, sollte diese dann aber bald verwenden, da ansonsten das Öl ranzig werden kann.

Vorsicht

Ähnlich wie bei Leinsamen ist es sehr wichtig, Chia Samen gut einzuweichen, da diese ansonsten an der Schleimhaut kleben bleiben können.

Die alten Mayas kannten und schätzten die Heilkraft dieser wunderbaren Pflanze. Allerdings wurde sie nie einseitig, sondern stets in Kombination mit anderen Pflanzen eingesetzt. Die Chia Samen werden etwas zu sehr als Wundermittel dargestellt. Bedenklich ist es stets, wenn zu Diäten oder zum Abnehmen einseitig einige spezielle Lebensmittel eingesetzt werden, wie dies bei Chia Samen teilweise Mode ist.

Wichtige Inhaltsstoffe

Ca. 40% Kohlenhydrate, 22% Eiweiße, 35 % Fett,
Vitamine A, B1, B2, B3, E, Kalzium, Zink, Eisen, Magnesium, Kupfer, Omega 3 Fettsäuren, Glutenfrei.

Dinkel

Das Lieblingskorn von Hildegard von Bingen erhält so langsam wieder seinen wohlverdienten Platz in der westlichen Küche. Früher war er der „Reis des Westens". Brot wurde oft aus Dinkel hergestellt. Das anspruchslose Getreide wurde erst mit der künstlichen Düngung der Felder vom Weizen als Hauptgetreide abgelöst. Dinkel reagiert im Gegensatz zu Weizen auf künstliche Düngung nur wenig mit einer Ertragssteigerung. Dinkel ist nahrhaft und bringt eine Menge Energie. Es ist ein hervorragendes Grundnahrungsmittel. Da seine reichlich vorhandenen, hochwertigen Kohlenhydrate nur langsam ins Blut gehen, bringt er eine gleichmäßige, andauernde Energieversorgung. Er eignet sich deshalb besonders für Diabetiker, aber auch für alle die körperlich und geistig viel Kraft brauchen. Laut Hildegard macht Dinkel einen fröhlichen Sinn und gute Laune. Dinkel wirkt Blut und Substanz aufbauend. Er kräftigt das Herz und unterstützt die Verdauungskraft. Seine Ballaststoffe unterstützen die Darmtätigkeit.

Geschmack, Energie
- Süß, warm
- Befeuchtend, Substanz bildend

Wirkrichtung
- Gibt Lebenskraft, wärmt und kräftigt
- Stärkt die Muskelkraft und die Ausdauer
- Stärkt die Verdauungskraft
- Stärkt Herz und Kreislauf
- Stärkt die Nerven und den Geist
- Wirkt Blut und Säfte bildend
- Baut Substanz auf, kräftigt Haut und Haare
- Unterstützt die Verdauung, ballaststoffreich

Zubereitung
Dinkel eignet sich sehr gut zum Backen. Weizen enthält mehr „Triebmittel" (Gluten), was das Brot schöner aussehen lässt. Dafür ist Dinkelbrot länger frisch und haltbarer. Als Grundnahrungsmittel gibt es unbegrenzte Einsatzmöglichkeiten. Er eignet sich für Nudeln, für Burger, als Füllung, für Süßspeisen, als Mehl für Soßen, als ganze Körner für Suppen, Eintöpfe, Aufläufe.

Vorsicht

Dinkel enthält Gluten, weshalb man bei dieser Allergie leider nicht verwenden kann. Allerdings enthält er deutlich weniger Gluten als Weizen, und es scheint weniger allergisch zu wirken. Wenn die Allergie nicht angeboren ist, vertragen viele, die auf Weizen allergisch reagieren, den Dinkel sehr gut. Ansonst gehört Dinkel zu den am besten verträglichen Lebensmitteln überhaupt.

Der besondere Tipp

Viele Beschreibungen über die Wirkweise von Dinkel finden Sie in den vielen Vereinen und Ausbildungsstätten, die sich mit der Ernährung nach Hildegard von Bingen beschäftigen. Sie finden dort auch eine Vielzahl von Rezepten und praktische Ratschläge. Ich will nicht vorgreifen, das Internet ist hier eine große Hilfe.

Wichtige Inhaltsstoffe

Ca. 55% Kohlenhydrate, 12 % Eiweiße, 3% Fett, Gluten, Vitamin B1, B2, B3, Vitamin E, Kalzium, Phosphor, Kieselsäure,

---

Grünkern

Grünkern ist unreif geernteter Dinkel, der anschließend gedarrt wird. Er unterscheidet sich vom Dinkel deutlich im Geschmack. Er schmeckt aromatisch nussartig, auch ein klein wenig bitter und etwas säuerlich. Dies macht ihn zu einem wahren Leckerbissen unter den Getreidesorten. Er wirkt anregend auf die Verdauung und die Entgiftung. Insgesamt bringt er den Stoffwechsel in Schwung. Seine Auswirkungen auf die Gesundheit ähneln ansonsten denen des Dinkels.

Geschmack, Energie

- Süß, leicht säuerlich, leicht bitter, warm
- Leicht entwässernd

Zubereitung.

Grünkern eignet sich kaum zum Backen. Dafür ist er aber ein Klassiker für Bratlinge, vegane Würste, Klöße und Füllungen. Grünkern ist ein Star in der modernen Küche.

Der besondere Tipp

Versuchen Sie mal gekochten Grünkern als Beigabe zu Salaten. Das bringt Geschmack, Biss und das besondere Etwas in die Rohkostküche.

Gerste

Die Gerste gehört zu den ältesten Getreidesorten. Da sie nahezu überall wächst, gehört sie zu den großen „Ernährern" dieser Welt. Wegen ihres hohen Gehaltes an Malzzucker verarbeitet man sie gerne zu Gerstenmalz, Malzbonbons, Malzbier oder Malzkaffee. Sie wirkt kräftigend und belebend. Der „Gerstensaft" Bier gehört wohl zu den am weitesten verbreiteten alkoholischen Getränken. Gerste gehört zu den wenigen Getreidesorten, die eine kühlende Energie haben. Deshalb rösten sie die Tibeter in ihrem kalten Bergklima, um ihre Temperatur zu erhöhen. Gerste besitzt viele Schleim- und Quellstoffe, was sie zusammen mit ihrer kühlen Energie heilsam für entzündliche Schleimhautentzündungen macht. Sie wirkt leicht entwässernd und regt die Aktivität der Nieren an.

Geschmack, Energie
- Süß, leicht sauer, leicht bitter, kühl
- Leicht entwässernd

Wirkrichtung
o Kräftigend und nährend
o Regt die Blutbildung an, produziert Körpersäfte
o Baut Strukturen auf, gut für Haut und Haare
o Stärkt die Herzkraft
o Regt die Verdauung an
o Kühlt überhitze Schleimhäute
o Wirkt leicht kühlend
o Leicht diuretisch, leicht entgiftend

Zubereitung
Gerste wird zu vielen Produkten weiterverarbeitet. Das Gerstenmalz gibt dem Bier seinen Geschmack und seinen Alkoholgehalt. Als Malzbier ist es leicht verdaulich und wirkt kräftigend.

Vorsicht
Gerste enthält relativ wenig Gluten. Trotzdem sollten Allergiker darauf achten. Da Gerste leicht kühlende Eigenschaften hat, passt dieses Getreide weniger für Menschen, die frieren.

Der besondere Tipp

Die 1926 geborene Queen Elisabeth II hat ein „geheimes" Rezept für ihre Gesundheit: Barley Water. Das „Gerstenwasser" ist denkbar leicht zuzubereiten. Man nimmt 100 Gramm Gerste, kocht diese in zwei Liter Wasser ca. 1,5 Stunden, seiht die Flüssigkeit ab, gibt frischen Zitronensaft hinzu und schmeckt das Ganze mit etwas Apfelsaft und Honig (vegan: z.B. Ahornsirup) ab. Barley Water gilt als hervorragendes Mittel, das vorbeugend gegen alle möglichen Magen Darm Beschwerden verwandt wird.

Wichtige Inhaltsstoffe

Ca. 56% Kohlenhydrate, 15% Eiweiße, 2 % Fett, Gluten, 8% Ballaststoffe, Gluten, Vitamine B1, B2, Niacin, B6, Vitamin E, Eisen, Kalium, Kalzium, Kieselsäure, Kupfer, Magnesium, Phosphor, Zink, Allantoin.

Hafer

„Den sticht der Hafer". Wer Pferde hat, weiß wie Energie geladen, ja sogar wild und ausgelassen Pferde werden, wenn man sie mit Hafer füttert. Hafer ist seit jeher DAS Energiemittel der Wahl für geschwächte Personen. Für Pfarrer Kneipp war es unersetzlich für seine ausgemergelt ankommenden Landmägde und Knechte, um sie wieder auf die Beine zu stellen. Leider ist das Aufbaumittel ganzer Nationen und vieler Jahrhunderte seiner Anerkennung weitgehend beraubt worden. Da es gerade in der veganen Ernährung einen Spitzenplatz einnimmt, findet es vielleicht zu alter Bedeutung zurück. Hafer baut Kraft und Saft gleichermaßen auf. Wer geschwächt ist, leicht friert, wem es an Substanz und an Säften fehlt, der findet im Hafer einen wahren Freund. Er stärkt unsere Organe, von der Fruchtbarkeit bis hin zum Denkvermögen bringt der Hafer Energie in den Organismus. Er enthält sehr hochwertiges Eiweiß, eine Menge leicht verdaulicher Kohlenhydrate sowie einen recht hohen Gehalt an ungesättigten Fettsäuren.

Geschmack, Energie
- Süß, warm
- Befeuchtend, leicht schleimend

Wirkrichtung

- Gibt Lebenskraft
- Unterstützt die Fruchtbarkeit, stärkt die Libido
- Stärkt die Muskelkraft und den Muskelaufbau
- Stärkt die Abwehrkraft
- Leicht verdaulich, zur Rekonvaleszenz
- Ideal für Kleinkinder und im Wachstum
- Stärkt die Nerven das Denkvermögen
- Macht lebensfroh und vital
- Beruhigt den Geist
- Befeuchtet trockene Haut und Schleimhäute
- Wirkt Blut bildend und Säfte aufbauend
- Wirkt bei Durchfall, leicht stopfend
- Senkt den Cholesterinspiegel

Zubereitung

Hafer kann man wie Reis kochen. Hafer ist sowohl für Süßspeisen geeignet als auch für herzhafte Gerichte. Zum Backen fehlt ihm ein wenig Gluten, dafür gibt er seinen Geschmack dazu. Brote mit Haferanteil sind besonders leicht verdaulich. Besonders beliebt sind Haferflocken. Da das Fett von Hafer schnell verdirbt, wird es bei der industriellen Fertigung erhitzt und verliert einen Teil seiner Wirkung. Eine Flockenpresse ermöglicht hier stets frische Haferflocken. Insbesondere Süßspeisen werden durch Hafer nicht nur besonders lecker, sondern zu einem „Superfood"- Powergericht.

Vorsicht

Hafer enthält kaum Klebereiweiß, dennoch sollten Allergiker vorsichtig sein. Wer an innerer Hitze leidet sollte besser Weizen oder Gerste verwenden. Wer sehr verschleimt ist, sollte Hafer in geringer Menge verwenden, scharfe Gewürze benutzen und schleimlösende Lebensmittel wie etwa Gemüse und Obst dazu verwenden.

Der besondere Tipp

Pfarrer Kneipp empfiehlt zur Stärkung der Lebenskraft und zur Erzeugung gesunden Blutes folgendes einfaches Rezept:

„Ein Liter Hafer wird erst gründlich mit frischem Wasser gewaschen. Dann gibt man den Hafer in zwei Liter Wasser und kocht das Ganze, bis es zur Hälfte eingesotten ist. Der abgeseihten Flüssigkeit fügt man nun zwei Esslöffel Honig (oder Agavensaft) hinzu und lässt es nochmals einige Minuten ziehen."

Kneipp sagte zu diesem Getränk für schwerkranke Menschen:
„Wie oft bedaure ich, dass man derlei armseligen Kreaturen, die doch vor allem neues, gesundes Blut brauchen, alle möglichen, nur nicht solche Getränke bereitet".

Wichtige Inhaltsstoffe
60% Kohlenhydrate, 20% Eiweiße, 9% Fett, (wenig) Gluten, Vitamine B1, B2, Niacin, B6, Vitamin E, Biotin, Eisen, Kalium, Kalzium, Kieselsäure, Kupfer, Mangan, Magnesium, Phosphor, Zink.

Hirse

Die Hirse gehört zu den Grundnahrungsmitteln der Welt. Sie ist wie der Hafer bei uns von Weizen, Reis und Kartoffeln verdrängt worden. Heute ist sie besonders bekannt durch ihren sehr hohen Gehalt an Kieselerde. Diese ist essentiell für das Bindegewebe. Hirse gehört zu den besten Lebensmitteln für den Aufbau von Zellwänden, von Bindegewebe, von Haaren und Hautgewebe. Hirse zieht Schlackenstoffe aus dem Blut und dem Gewebe und scheidet es vor allem über den Urin aus. So zieht die Hirse ziemlich viel Wasser aus dem Körper, was hervorragend ist für Menschen, die zu Einlagerungen neigen. Kaum ein Mensch reagiert allergisch auf die Hirse. Deswegen eignet sie sich hervorragend für Menschen, die viele Unverträglichkeiten haben, gerade auch, weil sie kein Gluten enthält.

Geschmack, Energie
- Süß, neutral
- Entwässernd
- Leicht verdaulich

Wirkrichtung
- o Kräftigt sehr stark die Verdauungsorgane
- o Belebt verlorenen Appetit und Durst
- o Leicht verdaulich, als Aufbaukost
- o Blutbildend
- o Stärkt das Bindegewebe, Haut und Haare
- o Bei Durchfall, wirkt stopfend
- o Steigert die Abwehrkraft
- o Hervorragendes Mittel bei Diabetes

Zubereitung

Der Hirsebrei muss nicht langweilig sein. Die Hirse hat recht wenig Eigengeschmack, was den Vorteil hat, dass man sie mit allen möglichen Lebensmitteln kombinieren kann. Gerade zu Süßspeisen mit Hirse als Grundlage werden Kinder nicht nein sagen.

Der Hirseauflauf ist ein neuer Renner der „modernen" Küche. Es gibt heute in jedem Kochbuch gute Rezepte zur Verwendung der Hirse. Man sollte beachten, dass Hirse beim Kochen recht viel Wasser zieht.

Vorsicht

Was gerne unterschätzt wird, ist die trocknende Wirkung der Hirse. Hirse wird als Schlankheitsmittel gerne und viel verzehrt. Die Folge können schnell eine sehr trockene Haut und trockene Schleimhäute sein. Es ist insbesobdere für trockene Menschen daher enorm wichtig, genügend befeuchtende Lebensmittel wie etwa hochwertige Fette hinzuzufügen. Dies gilt auch für Kinder!

Hirse kann sehr schnell zu Verstopfung führen, weil es die Säfte über den Urin ausleitet.

Hinweis für Diabetiker:

Hirse kann unter Umständen die Insulinproduktion deutlich wiederbeleben. Dies kann dazu führen, dass Diabetiker in den Unterzucker fallen!

Der besondere Tipp

Hirse ist bei den Models zunehmend beliebt. Es gilt zurecht als „Schönheitsmittel" für Haut und Haare.

Damit der Effekt nicht nach hinten los geht (wie erwähnt: Hirse trocknet!), kann man die Hirse mit hochwertigen „Schönheitsfetten" kombinieren. Hierzu gehört Kokosmilch oder Kokosfett, Leinöl, auch Olivenöl. Mit gehackten Nüssen und etwas gedünstetem Obst vermeidet man die trocknende Wirkung und wird sicher die Schönste im ganzen Lande...

Wichtige Inhaltsstoffe

Ca. Kohlenhydrate 70%, 10% Eiweiß, 3% Fett, Vitamine B1, B2, B5, B6, Kicsclsäurc, Fluor, Eisen, Kalzium, Magnesium, Phosphor. Glutenfrei!

Mais

Mais kommt aus Amerika, wo er das wichtigste Grundnahrungsmittel war und teilweise immer noch ist. Interessanterweise kombinierten schon die Inkas Mais mit Bohnen (und
Tomaten) und erhielten so den denkbar besten pflanzlichen
Eiweißcocktail! Mais enthält sehr viele Kohlenhydrate, was ihn
zu einer Kraftnahrung macht. Ähnlich wie Hirse, Quinoa oder
Amaranth gehört der Mais zu den leicht entwässernden Körnern. Er enthält kein Gluten.

Geschmack, Energie
- Süß, neutral
- Leicht entwässernd

Wirkrichtung
o Stärkt die Verdauungsorgane
o Stärkt Appetit und Durst
o Gibt Kraft und Ausdauer
o Bei Durchfall, wirkt leicht stopfend
o Wirkt schleimlösend und entwässernd
o Schützt und kräftigt die Nieren

Zubereitung
Mais ist ein Tausendsassa, der zu allen möglichen Gerichten
verarbeitet wird. Das bekannteste ist vielleicht Popcorn. Corn-
flakes sind fast genauso beliebt, besonders als Frühstücksbeiga-
be. Mais passt wunderbar zu Salaten, aber auch in Suppen,
Aufläufen und mexikanischen Bohneneintöpfen findet er sehr viel
Verwendung. Immer beliebter wird Polenta, wofür es eine riesige
Menge an tollen Rezepten gibt. Das Maismehl passt zu Soßen
und Suppen und vielem mehr. Beim Backen entstehen allerdings
nicht Brötchen, sondern Fladen, da er kein Gluten enthält.

Vorsicht
Leider wird Mais heute nicht sehr gut behandelt. Genveränder-
rungen, Unmengen von Zusatzstoffen, unvernünftige Verarbei-
tungsmethoden machen aus einem wunderbaren Lebensmittel oft
genug ein wertloses Genussmittel. Achten sie daher beim Einkauf
auf biologische Qualität.

Der besondere Tipp
Maiskeime enthalten eine große Menge an hochwertigen Fetten. Es enthält ungewöhnlich viel Vitamin E. Maiskeime und Maiskeimöle unterstützen unter anderem das Immunsystem, die Haut und die Haare, stärken das Blut und sind wichtige Antioxidantien.

Wichtige Inhaltsstoffe
Ca. 65% Kohlenhydrate, 9% Eiweiße, 4% Fett, viele Ballaststoffe, Vitamine E, K, Kalium, Natrium, Selen, Kalzium, Phosphor, Eisen, Fluor, Magnesium, Kieselsäure, Glutenfrei!

Reis

Reis ist das wichtigste Grundnahrungsmittel der Welt. In Asien verwendet man sehr viele verschiedene Sorten, die allerdings viele gemeinsame Eigenschaften haben.

Leider wird Reis heute viel zu sehr geschält, was ihn seiner besten und in Asien oft lebensnotwendigen Eigenschaften beraubt. In China, wo fast nur noch weißer Reis gegessen wird, hat sich die Zahl der Diabeteskranken auf inzwischen über 30 Millionen Menschen erhöht. Jeder dritte Diabetiker der Welt lebt in China! Dabei gehört Reis eigentlich zu den gesündesten Lebensmitteln überhaupt. Er enthält alle acht essentiellen, also lebensnotwendigen Aminosäuren! Seine Kohlenhydrate sind leicht verdaulich und gehen trotzdem langsam ins Blut. Hochwertige Fette finden sich vor allem im Keim. Reis enthält kein Cholesterin. Die Randschichten enthalten wertvolle Ballaststoffe und eine Menge Vitalstoffe. Seine Schleimstoffe schützen und erneuern die Schleimhäute und nähren die Haut. Reis leitet nur überschüssiges Wasser aus dem Körper aus, nicht mehr als das. Das führt dazu dass Menschen mit Einlagerungen deutlich mehr Wasser lassen werden. Bei trockenen Menschen tritt dieser Effekt nicht auf. So schafft Reis das Wunder, den trockenen Menschen zu befeuchten und den Menschen mit Wassereinlagerungen zu „entwässern".

Geschmack, Energie
- Süß, neutral bis warm
- Befeuchtend, leicht entwässernd

Wirkrichtung

- o Nährt, sättigt, gibt Kraft und Ausdauer
- o Stärkt die Lebenskraft
- o Schonkost und Aufbaukost
- o Kräftigt die Verdauungsorgane
- o Kräftigt das Immunsystem
- o Schützt und tonisiert die Schleimhäute
- o Bei entzündlichen Schleimhäuten
- o Reinigt und kräftigt die Haut
- o Unterstützt die Blutbildung
- o Leitet überschüssiges Wasser aus
- o Senkt den Cholesterinwert
- o Bei Durchfall, stabilisiert den Stuhl

Zubereitung

Als Grundnahrungsmittel gibt es kaum ein Gericht, zu dem Reis nicht passen würde. Ob als Beilage, als Teil von Suppen oder Eintöpfen, als Grundlage für Bratlinge, Pfannengerichte - Reis passt immer dazu. Selbstverständlich eignet er sich auch für Süßspeisen. Hier bringt er den süßen Geschmack schon mit, so dass man sehr wenig Zucker benötigt.

Vorsicht

Reis ist wohl das sicherste Lebensmittel überhaupt. Lediglich seine stopfende Wirkung sollten Menschen beachten, die schon Verstopfung haben. Wie gesagt ist geschälter, weißer Reis kein hochwertiges Lebensmittel mehr.

Der besondere Tipp

Reis enthält sehr viele Kohlenhydrate. Durch die Kochzeit kann man die Verdaulichkeit von Reis sehr stark variieren. Für geschwächte Menschen empfiehlt es sich, den Reis lange zu kochen. Dadurch wird er sehr leicht verdaulich. Dagegen sollten Menschen mit hohem Stoffwechsel den Reis lieber „al dente" genießen. So geht der Zucker sehr langsam ins Blut und die Blutzuckerkurfe stabilisiert sich.

Wichtige Inhaltsstoffe

Ca. 75 % Kohlenhydrate, 8% Eiweiße, 2% Fett, Ballaststoffe, Vitamine B1, B2, B3, A, K, E, Kalium, Kalzium, Phosphor, Eisen, Glutenfrei!

Roggen

Roggenbrot war früher das Brot der Holzfäller. Dies zeigt, welche Kraft in diesem Getreide steckt. Er enthält viele hochwertige Eiweiße und Kohlenhydrate. Das Besondere am Roggenbrot ist, dass man es als Sauerteig herstellt. Dadurch entsteht ein Lebensmittel, das reine Medizin für den Darm ist. Die Verdauung wird angekurbelt und die Darmflora gesäubert und aufgebaut. Allerdings ist Roggenvollkornbrot nicht gerade leicht verdaulich. Für körperlich sehr aktive Menschen wie Holzfäller oder Sportler ist das genau das Richtige. Geschwächte Menschen sollten hier lieber anderes Getreide wählen. Sein leicht bitterer Geschmack zeigt, dass er energetisch eher kühl und leicht entgiftend wirkt.

Geschmack, Energie
- Süß, leicht bitter, kühl bis neutral
- Leicht entwässernd

Wirrichtung
o Gibt kräftigen Menschen sehr viel Kraft
o Wirkt beruhigend und absenkend
o Leitet Schlackenstoffe aus
o Unterstützt die Blutbildung
o Kräftigt das Herz und schützt die Gefäße

Zubereitung
Roggen wird vor allem als Brot gegessen. Aber man kann ihn wie Reis kochen und ihn als Beilage, in Salaten, als Grundlage für Bratlinge, in Pfannengerichten oder Eintöpfen verwenden. Er hat einen deutlichen Eigengeschmack, wodurch er den Gerichten seine besondere Note verleiht.

Vorsicht
Roggen gehört zu den nicht so leicht verdaulichen Getreidesorten. Besonders geschwächte Menschen sollten besser ein Haferbrot essen als ein Roggenvollkornbrot.

Der besondere Tipp
Pumpernickel besteht ursprünglich ausschließlich aus vollen Roggenkörnern und Roggenschrot. Dieses spezielle Brot wird mindestens 16 Stunden gebacken. Dabei karamellisiert die Stärke und verleiht dem Pumpernickel seinen typischen Geschmack.

Wichtige Inhaltsstoffe

Ca. 60% Kohlenhydrate, 10% Eiweiße, 2% Fett, Vitamine B1, B2, B3, B5, B6, Folsäure, Vitamin E, Kalium, Magnesium, Mangan, Zink, Eisen, Phosphor, Selen.

Weizen

Weizen benötigt fruchtbare Böden, weswegen er bis vor der Zeit der Industrialisierung des Ackerbaues nur in wenigen Regionen kultiviert wurde. Künstliche Düngemittel sowie neue Züchtungen haben die Weizenproduktion enorm gesteigert und andere Getreidesorten wie Hafer oder Dinkel verdrängt. Leider verliert der Weizen beim Ausmahlen der Randschichten seine sehr guten Eigenschaften. Weißes Mehl enthält fast nur noch Stärke und Gluten. Die enorm gestiegenen Allergien gegen Gluten sind wahrscheinlich auf die massive Düngung sowie das zu starke Ausmahlen des Weizens zurückzuführen. Weizen ist ein sehr hochwertiges Lebensmittel, wenn er in ökologischer Weise gezüchtet wird. Hildegard von Bingen beschrieb ihn als vollkommene Frucht, was reines Blut und gutes Fleisch erzeuge. Seine leicht kühle Energie und seine befeuchtende Wirkung bauen Säfte auf und senken übermäßige Hitze im Körper ab. Sein hoher Anteil an Klebereiweiß verleiht ihm seine hervorragenden Backeigenschaften.

Geschmack, Energie
- Süß, kühl
- Befeuchtend

Wirkrichtung
- Nährt und sättigt
- Baut Blut und Säfte auf
- Schützt und beruhigt die Schleimhäute
- Befeuchtet Haut und Schleimhäute
- Stärkt das Immunsystem
- Stärkt und beruhigt das Nervensystem
- Regt den Darm an
- Leitet Giftstoffe aus dem Darm

Zubereitung

Weizen ist das ideale Getreide zum Backen, da sein hoher Anteil an Klebereiweißen zum leichten Gelingen und zum schönen Aussehen entscheidend beiträgt. Neben Gebäck eignet er sich sehr für Nudeln. Beliebt ist hier vor allem Hartweizen. Bulgur ist ein vorgekochter Weizen, der sehr leicht, und schnell zuzubereiten ist. In der veganen Küche ist Seitan sehr beliebt geworden. Er wird aus Weizeneiweiß hergestellt und hat eine leckere, fleischähnliche Konsistenz.

Vorsicht

Das Gluten im Weizen ist für Allergiker unbedingt zu meiden. Auch Menschen mit empfindlicher Schleimhaut können auf Weizengluten stark reagieren. Weizen hat eine leicht absenke Energie. Für sehr geschwächte Menschen ist Hafer besser geeignet.

Der besondere Tipp

Weizenkeime gelten nicht nur in Asien als Mittel zur Steigerung der Fruchtbarkeit und der Potenz. „Lebenskraft" bezeichnet man in der TCM als „Essenz". Ein Samenkorn birgt eine Menge dieser Essenz. Und der Keim des Samens ist dann sozusagen die Essenz der Essenz.

Seitan

Seitan wird aus Weizenmehl hergestellt. Dieses wird gemahlen und mit Wasser zu einem Brei verarbeitet. Nach Ruhezeiten wird dieser Teig mehrfach ausgewaschen, wodurch diese Masse seine Stärke nach und nach verliert. Es bleibt eine glutenreiche, zähe Substanz. Seitan hat einen sehr hohen Eiweißgehalt. Er ist sehr nahrhaft und bringt die Vorteile der Getreideeiweiße in geballter Form. Er wird zunehmend beliebter, da er sich gerade als Fleischersatz sehr gut eignet.

Geschmack, Energie

- Süß, neutral
- Befeuchtend

Wirkrichtung
- o Nährt und befeuchtet
- o Gibt Kraft und sättigt
- o Eignet sich (nicht nur) für Sportler

Zubereitung.

Man kann Seitan wie Tofu zubereiten. Er eignet sich für Pfannengerichte, gehackt, geschnetzelt, auf Pizzas, in Suppen oder Aufläufen.

Vorsicht

Seitan ist sehr Glutenhaltig! Wer auf Gluten allergisch reagiert, kann keinen Seitan essen!

Der besondere Tipp

Die Kombination von Seitan und Tofu ergibt eine unschlagbar eiweißreiche Mahlzeit. Die Sportler, die sich vegan ernähren schätzen diese Kombination!

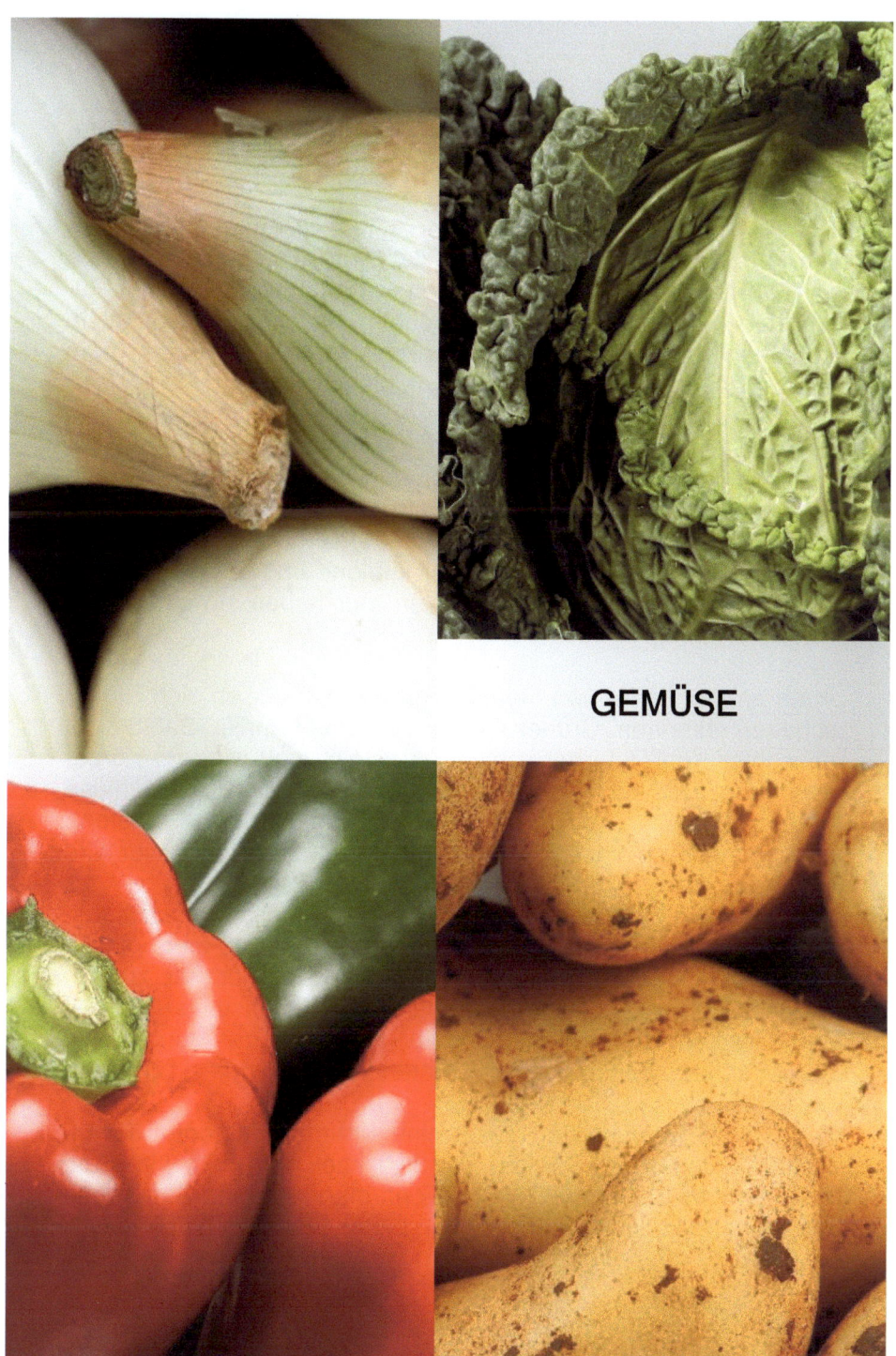

GEMÜSE

Gemüse

„Gemüse ist gesund!" Dies ist eine beliebte Aussage. Wenn man nun auch noch versteht, welches Gemüse für wen gesund ist, stimmt dieser Satz sogar.

Gemüsesorten, die den Winter überstehen, speichern ganz natürlich konzentrierte Energie. Unter der Erde überwintern Knollen und Wurzelgemüse. Hierzu gehören Kartoffeln, Möhren oder Rüben. Über der Erde sind es Zwiebeln, Fenchel und vor allem Kohlarten, die große Kraft speichern. Wenn man diese dann kocht, geben sie ihre Energie an uns Menschen ab.

Der Geschmack gibt einen Hinweis auf die Richtung an. Die wenigen scharfen Gemüsesorten wie Fenchel, Zwiebeln oder Lauch haben eine energetisch wärmende Wirkung. Süßes Gemüse wie Möhren, rote Beete, Kartoffeln oder Kürbisse geben Kraft, Ausdauer und bauen Säfte auf. Dagegen sind bittere Sorten wie Salate, Chiccoree oder Rhabarber kühlend und absenkend. Sie haben hervorragende Eigenschaften, nur haben sie keine wärmende Wirkung.

Auch an der Farbe von Gemüse (und Obst) lassen sich Eigenschaften erkennen. Grünes Gemüse (grüner Paprika, Salat, nicht gekochter Kohl) ist eher schwer verdaulich und wirkt im Körper absenkend und kühlend. Dagegen ist rotes oder gelbes Gemüse leichter verdaulich (gelbe oder rote Paprika, Möhren, Tomaten). Je länger Gemüse gelagert oder gekocht wird, desto leichter wird es verdaulich.

Wichtig ist auch die Wirkung von Gemüse auf unseren Säftehaushalt. Je mehr Wasser ein Gemüse „einlagert", desto mehr gibt es an unseren Körper ab. Davon profitieren Menschen, die zu Trockenheit neigen. Da sehr viele pflanzliche Lebensmittel entwässernd wirken, sollte man bei einer veganen Ernährungsweise darauf achten, genügend „befeuchtende" Lebensmittel zu genießen.

Die saftigen Gemüse sind meist keine winterharten Sorten. Tomaten, Paprika, Gurken, Pilze, Zucchini speichern sehr viel Saft, aber nicht besonders viel Kraft. Wenn man Kraft und Saft haben will, sollte man die entsprechenden Lebensmittel kombinieren.

Algen

Salzwasseralgen haben in der asiatischen Küche eine lange Tradition. Gerade durch die vegane Küche erleben Algen auch im Westen einen Bekanntheitsschub. Im „Rohzustand" schmecken diese eher neutral, salzig, leicht fischig. Landen sie aber im Kochtopf, so schmecken sie erstaunlich lecker. Sie enthalten fast keine Kalorien, dafür eine Menge Mineralien, unter anderem sehr viel Jod. Sie bringen sozusagen die Meeresfrische mit, befeuchten und kühlen den Organismus. Die Algensorte Nori wird z. B. beim Einrollen von Sushigerichten gerne benutzt. Es gibt sehr viele Arten von Algen. Es sprengt den Rahmen, hier sehr ausführlich zu berichten.

Geschmack, Energie
- Salzig, süß, kühl bis kalt
- Befeuchtend

Wirkrichtung
- Kühlen, bei innerer Hitze
- Wirken nährend und befeuchtend
- Weichen zähen Schleim auf
- Senken den Cholesterinspiegel
- Als diätetisches Lebensmittel bei Übergewicht

Zubereitung
Die Zubereitungsformen sind vielseitig. In Japan kocht man Algen in einer Misosuppe als Frühstückssuppe. Algen passen auch zu Salaten. Mit Zwiebeln, Olivenöl, Salz und Pfeffer schmecken sie erstaunlich geschmackvoll. Ob in der Suppe, in der Pfanne, in Aufläufen: Sie geben Gerichten eine besondere Note. Wer gerne einen Geschmack von Fisch oder Meeresfrüchten in veganen Gerichten haben möchte, sollte einen Anteil Meeresalgen mitkochen.

Vorsicht
Algen haben eine kühlende Wirkung. Besonders Salate sollten nicht im Übermaß von frierenden Menschen gegessen werden. Wer Schilddrüsenkrankheiten hat, sollte bei der Menge vorsichtig sein. Allerdings sollte auch erwähnt werden, dass gerade in Ländern, in denen Algen zum allgemeinen Speiseplan gehören, weniger Schilddrüsenkrankheiten auftreten.

Der besondere Tipp
Versuchen Sie doch mal eine Misosuppe mit Algen. Miso ist eine Paste. Sie wird meist aus Sojabohnen, Reis und Gerste mit einem Schimmelpilz vergoren.

Wichtige Inhaltsstoffe
Ca. 2% Kohlenhydrate, 6% Eiweiße, 0,5% Fett, Chlorophyll, sehr viele Vitamine und Mineralien, Jod, Kalzium, Magnesium.

Artischocken

Bekannt ist die Artischocke insbesondere wegen ihrer positiven Wirkungen auf die Leberfunktionen. Der Wirkstoff Cynarin ist nach dem lateinischen Namen der Artischocke benannt. Dieser gehört zu den Bitterstoffen, die die Entgiftung anregen und die Produktion von Galle erleichtern. Artischocken stärken den gesamten Stoffwechsel. Sie gehört zu den wenigen Lebensmitteln, bei denen man Bitterstoffe nicht gezielt „herausgezüchtet" hat. Ihre Ballaststoffe regen zusätzlich die Verdauung an.

Geschmack, Energie
- Süß, bitter, kühl
- Leicht entwässernd

Wirkrichtung
- Aktivieren die Leber und den Gallefluss
- Kühlen bei Hitze durch Giftbelastung
- Entschlacken das Gewebe
- Regen die Nieren und Harnorgane an
- Kühlen Hitze und „Feuchte Hitze"
- Regen den Darm an
- Bei entzündlichen Magen/ Darmerkrankungen
- Regen die Fettverbrennung an, bei Übergewicht

Zubereitung
Inzwischen gibt es einen richtigen „Artischockenkult". Neben den Klassikern findet man sie in Sushis, in Soßen und Suppen, in Aufläufen, zu Nudeln und zu Reisgerichten. Wirklich lecker sind Dips, die man leicht selbst herstellen kann.

Vorsicht

Artischocken sind etwas kühl in ihrem energetischen Verhalten. Wenn man sie gut kocht oder dünstet, sind sie eher leicht verdaulich. Eine echte Kontraindikation gibt es nicht. Allerdings sollte man gekochte Artischocken innerhalb von zwei Tagen verzehren, da sie leicht schlecht werden und sogar Gifte entwickeln können.

Der besondere Tipp

Sie fördern den Fettumsatz. Dadurch lösen sie Cholesterin und helfen bei Arteriosklerose. Auch bei Übergewicht sind sie hilfreich!

Wichtige Inhaltsstoffe

Ca. 2,5% Kohlenhydrate, 2,5% Eiweiße, 0,1% Fett, Carotin, Folsäure, Vitamin B1, Vitamin C, E, Eisen, Kalzium, Magnesium, Inulin, Cynarin, Gerbstoffe.

Auberginen

Auberginen enthalten sehr viel Wasser und Mineralsalze. Sie eignen sich hervorragend zum befeuchten trockener Schleimhäute. Sie erzeugen Verdauungssäfte und reinigen die Schleimhaut von zähem Schleim. Sie wirken leicht kühlend und helfen bei leicht entzündlichen Schleimhäuten. Ihre Bitterstoffe reinigen die Gefäße, helfen der Leber und den Nieren. Sie eigenen sich hervorragend für Diabetiker und bei Stoffwechselerkrankungen wie etwa Gicht. Darüber hinaus wirken sie krampflösend und entspannend.

Geschmack, Energie

- Süß, leicht bitter, kühl
- Befeuchtend, leicht entwässernd

Wirkrichtung

- o Befeuchten die Schleimhäute, lösen zähen Schleim
- o Wirken stoffwechselanregend
- o Wirken kühlend bei leichteren Entzündungen
- o Kühlen innerer Hitze
- o Wirken durchblutungsfördernd
- o Wirken krampflösend und entspannend
- o Regen die Verdauungsorgane an

Zubereitung

Auberginen eignen sich hervorragend für Pfannengerichte. In Scheiben geschnitten, evtl. paniert oder gefüllt, bereichern sie jede herzhafte Mahlzeit. Man kann sie überbacken, für Aufläufe oder als Teil von Eintöpfen verwenden. Auch als Antipasti sind sie sehr beliebt.

Vorsicht

In erhitztem Zustand gibt es keine wirklichen „Warnhinweise" für Auberginen. Roh verzehrt haben sie allerdings eine recht kalte Energie. Da diese sich auch gut für Salate eignen, sollte man dies bedenken.

Der besondere Tipp

Die Verbindung mit hochwertigem Olivenöl macht Auberginen besonders sinnvoll für unsere Entgiftungsorgane. Die Kombination von ungesättigten Fettsäuren mit den Bitterstoffen und den schleimlösenden Eigenschaften dieses Gemüses tut unserem Körper besonders gut. Sie ist ein Klassiker der Mittelmeerküche!

Wichtige Inhaltsstoffe

Ca. 2,5% Kohlenhydrate 1,5% Eiweiße, 0,2% Fett,
Carotin, Vitamine B1, B2, B3, Vitamin C,
Phosphor, Kalzium, Eisen, Kupfer, Magnesium.

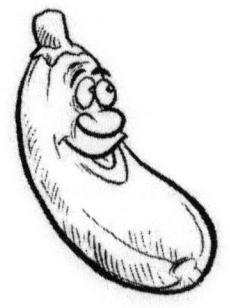

Avocado (gehört botanisch zum Obst)

Ihr Beiname „Butterfrucht" deutet auf Ihren hohen Anteil an wertvollen Fetten. Sie eignet sich als pflanzlicher „Ersatz" für tierische Fette. Sie besitzen bis zu 30% Fettanteil, dabei null Cholesterin! Den Hauptanteil bilden doppelt ungesättigte Fettsäuren. Ihre Inhaltsstoffe sind so vielfältig, dass daran noch immer geforscht wird. Eiweiße, Vitamine, Mineralien und Vitalstoffe für Nerven, Blut, Knochen, Muskeln und nicht zuletzt für die Verdauungsorgane machen aus diesem „Obst" ein ganz außergewöhnlich gesundes Lebensmittel.

Geschmack, Energie

- Süß, leicht bitter, kühl bis neutral
- Befeuchtend, stärkend

Wirkrichtung

o Befeuchtet und nährt die Haut, die Schleimhäute, Haare und Nägel, Atemweg
o Bei allgemeiner Trockenheit
o Tonisiert und reinigt das Blut
o Macht Herz und Gefäße (wieder) elastisch
o Kräftigt die Muskulatur
o Steigert die Leistungsfähigkeit
o Beruhigt die Nerven, bei unruhigem Schlaf
o Steigert die Potenz
o Befeuchtet Magen und Darm
o Antientzündlich, wirkt vorbeugend gegen Geschwüre
o Stärkt die Immunabwehr, auch bei chronischen Infekten

Zubereitung

Sie sind sehr vielfältig. Frisch entfaltet sich das natürliche Aroma. Salaten geben sie eine ganz besondere Note. Man verfeinert mit ihr Suppen, Soßen oder Dips. Wenn man sie mit Zitronensaft beträufelt, bleibt sie länger frisch und behält ihre Farbe.

Vorsicht

Die Frucht sollte reif sein. Zu harte Avocados entfalten nicht ihre heilende Wirkung. Allerdings kippt der reife Zustand dann auch schnell ins „ranzige", da die Fette verderben. Am besten kann die Avocado im Gemüsefach des Kühlschranks aufbewahrt werden.

Der besondere Tipp

Avocados wirken auch krampflösend und können vorbeugend gegen Menstruationsbeschwerden eingesetzt werden.

Avocados werden zunehmend auch äußerlich als Schönheitsmittel verwandt. Hierzu finden Sie viele Anregungen im Internet.

Wichtige Inhaltsstoffe

Ca. 0,5% Kohlenhydrate, 2% Eiweiße, 28% Fett (kein Cholesterin!), Vitamine A, C, E, Folsäure, B Vitamine, Kalium, Kalzium, Eisen.

Blumenkohl (siehe „Kohl")
Brokkoli (siehe „Kohl")
Chinakohl (siehe „Kohl")

Chicorée

Chicorée gehört zu den letzten wirklich bitteren Gemüsesorten. So erklärt sich auch seine starke Wirkung auf die Entgiftungsorgane, besonders auf die Leber. Auch der Magen und die Verdauungsorgane profitieren von den stimulierenden Bitterstoffen. Da Chicorée auch sehr viele Ballaststoffe enthält, gehört er zu den besten entschlackenden Lebensmitteln. Roh verzehrt hat er eine stark kühlende Wirkung.

Geschmack, Energie

- Bitter, süß, kühl bis kalt
- Entwässernd

Wirkrichtung

o Hat eine absenkende, Hitze ausleitende Wirkung
o Starke entschlackende, entgiftende Wirkung
o Wirkt Blut reinigend und durchblutungsfördernd
o Gegen „Wohlstandskrankheiten" wie Arteriosklerose, Gicht
o Senkt den Cholesterinspiegel
o Steigert die Tätigkeit der Verdauungsdrüsen
o Hilft dem Magen und der Leber

Zubereitung

Seine Blätter sind vielfältig verwendbar. Er gibt dem Salat eine leicht bittere, unverwechselbare Note. Als „Schiffchen" sind sie unschlagbar und stabil belegbar. Er eignet sich als Wok Gemüse, z.B. mit Tofu und Nüssen. Aber auch in Suppen und Eintöpfen ist er als Hauptbestandteil oder als Begleiter eine Besonderheit.

Vorsicht

Seine recht kalte Thermik führt bei Menschen, die frieren, leicht zu Verdauungsbeschwerden, wenn sie davon zu viel roh verzehren. Es ist inzwischen bekannt, dass man ihn dunkel lagern sollte.

Der besondere Tipp

Es gibt eine Reihe Möglichkeiten, den bitteren Geschmack zu reduzieren. Allerdings geht dabei ein Teil der Wirkung verloren. Leider haben wir uns so sehr daran gewöhnt, dass Speisen in erster Linie süß schmecken, dass wir Bitterstoffe als unangenehm empfinden. Wer den ersten Bissen „aushält", wird sich wundern, wie lecker der „Nachgeschmack" ausfällt.

Wichtige Inhaltsstoffe

Ca. 2,5% Kohlenhydrate, 1,2% Eiweiße, 0,2% Fett, Vitamine A, C, B Vitamine, Kalzium, Eisen, Kalium, Phosphor, Magnesium.

Grünkohl (siehe „Kohl")

Gurke

Diese subtropische Pflanze wird erst seit einigen Jahrhunderten bei uns kultiviert. Sie gehört zu den Nahrungsmitteln mit dem größten Wasseranteil. Diese gespeicherten Säfte gibt sie gerne wieder ab, weswegen besonders „trockene" Menschen davon profitieren. Ihre recht kalte Energie macht sie zu einem beliebten Sommergemüse. Da sie fast keine Kalorien besitzt, eignet sie sich als diätetisches Lebensmittel. Auch als Schönheitsmittel steht sie hoch im Kurs (nicht nur äußerlich!).

Geschmack, Energie

- Süß, leicht bitter, kühl bis kalt
- Säfte aufbauend, entwässernd

Wirkrichtung

- Kühlt „Sommerhitze", senkt Fieber
- Hilfreich bei entzündlichen Krankheiten
- Nährt das Yin, baut Säfte auf
- Wirkt bei Hitze beruhigend
- Bei trockenen Schleimhäuten, trockener Haut
- Wirkt leicht abführend
- Regt die Harnorgane an, leitet überschüssiges Wasser aus
- Wirkt entgiftend, regt die Leber an

Zubereitung

Gurken werden meist roh verzehrt. Gurkensalate gibt es in vielen Varianten. Mit Salz, Essig und Öl erhält man eine schmackhafte sommerliche Vorspeise.

Auch eingelegt als Essiggurken usw. sind sie sehr beliebt. Im Spreewald haben Gerichte mit Gurken eine lange Tradition. Schauen Sie mal im Internet unter Spreewaldgurken/Zubereitung. Sie werden über die Vielfalt staunen!

Vorsicht

Gurken haben eine ziemlich kalte Energetik! Diese wird leicht unterschätzt. Menschen, die frieren, bekommen von rohen Gurken leicht Bauchschmerzen oder fangen noch mehr an zu frieren. Schwerverdaulich sind insbesondere die Schalen. Wenn man Gurken schält, werden sie leichter verdaulich.

Der besondere Tipp

Versuchen Sie mal, Gurken zu kochen. Mit Dill und Knoblauch verändern Sie die Temperatur der an sonst kalten Gurken.

Wichtige Inhaltsstoffe

Ca. 2% Kohlenhydrate, 0,6% Eiweiße, 0,2% Fett,
Vitamin C, Folsäure, Beta Carotin, Kalium, Kalzium, Magnesium.

Kartoffeln

Das „Indianergemüse" hat schon zu Seefahrerzeiten alle anderen Gemüsesorten bei den Verbrauchsmengen überholt. Seine Bedeutung als Grundnahrungsmittel ist weltweit enorm. Kartoffeln enthalten sehr viel Stärke, also Mehrfachzucker, der nur langsam verdaut wird. Seine so vielfältigen Möglichkeiten der Zubereitung ergeben unbegrenzte Einsatzmöglichkeiten. Neben Stärke enthalten Kartoffeln viel Eiweiß und andere Vitalstoffe.

Geschmack, Energie
- Süß, warm (in gekochtem Zustand!)
- Entwässernd

Wirkrichtung
o Geben Kraft und Ausdauer
o Sättigen und reduzieren Hunger
o Leiten überschüssiges Wasser aus, entwässernd
o Kalorienarmes Diätmittel
o Geeignet als Aufbaukost
o Wirkt erleichternd bei rheumatischen Beschwerden
o Bei Übersäuerung des Organismus
o Das robuste Vitamin C stärkt das Immunsystem
o Unterstützt die Verdauung, bei Durchfall
o Wirkt antientzündlich, hilft bei Geschwüren
o Hilft bei Gefäßkrankheiten wie Arteriosklerose

Zubereitung
Der rohe Saft eignet sich bei einer realen Übersäuerung des Magens. Ansonsten gibt es kaum ein Lebensmittel, das vielfältiger und einfacher in der Zubereitung ist. Pellkartoffeln, Salzkartoffel, Kartoffelpüree, Bratkartoffeln, Kartoffelsalat und natürlich Pommes sind einige bekannte Beispiele. Kartoffeln eigen sich aber auch für Genussmittel wie Chips.

Vorsicht
Wer wenige Verdauungssäfte besitzt, sollte bei der Menge Pellkartoffeln vorsichtig sein. (siehe unten). Rohe Kartoffeln sind sehr kalt und eignen sich nicht für frierende Menschen, auch nicht zur Entsäuerung!

Der besondere Tipp

Im berühmten Apothekerbuch aus dem 17. Jahrhundert, dem „Tabernaemontanus" steht:
„Kartoffeln stärken bei ehelichen Werken und nähret den Samen des Mannes". Wer hätte es gedacht...

Wichtige Inhaltsstoffe

Ca. 15% Kohlenhydrate, 2% Eiweiße, 0,1% Fett, Vitamin C, B Vitamine, Kalium, Phosphor, Fluor, Kupfer, Zink, Kobalt.

Hinweis

Am Beispiel der Kartoffel kann man gut erklären, dass neben den Inhaltsstoffen auch die Zubereitung sowie die Veranlagung die Wirkweise von Lebensmitteln bestimmt. Betrachtet man die Inhaltsstoffe der Kartoffel, so wird gerne darauf hingewiesen, dass diese sehr alkalisch wirken. Daraus wird abgeleitet, dass bei einer Übersäuerung der Körpers Kartoffeln helfen. Auch bei einer Übersäuerung des Magens sollen Kartoffeln helfen, also z.B. bei Sodbrennen. Nun beschreiben aber immer wieder Menschen, dass sie gerade von Pellkartoffeln Sodbrennen bekommen. Wie kann es sein, dass ein so basisches Lebensmittel wie die Kartoffel zu Sodbrennen führt? Wir werden ein wenig ausholen:
Will man aus Pellkartoffeln Kartoffelpüree herstellen, benötigt man dafür eine Menge Flüssigkeit. Isst man nun Pellkartoffeln pur, so muss der Körper diese Flüssigkeit selbst aufbringen. Das Püree muss der Körper sozusagen selbst machen. Dies kann für Menschen, die sehr wenige Säfte besitzen, schnell problematisch werden. Die Kartoffeln bleiben im Magen lange liegen. Der Magen produziert nun Säfte, damit die Kartoffeln verdaut werden können. Magensaft bedeutet aber immer auch Magensäure. So kann es schnell zu Sodbrennen kommen, weil die Kartoffeln viel zu lange im Magen liegen bleiben. Und dies, obwohl die Stärke der Kartoffel eigentlich leicht verdaulich ist.
Daraus lässt sich folgendes schließen: Menschen, die eher Wasser einlagern, werden Pellkartoffeln gut vertragen und von ihnen profitieren, weil sie überschüssiges Wasser ausleiten.
Bei trockenen Menschen dagegen können Pellkartoffeln wie Steine im Magen liegen bleiben, weil der Körper sich schwer tut die nötigen Flüssigkeiten aufzubringen. Für „trockene" Menschen eignet sich viel eher Kartoffelpüree. Hier bekommt der Körper die nötigen Flüssigkeiten schon mitgeliefert. Zumindest sollte man zu Pellkartoffeln ausreichend trinken.

Knollenfenchel

Dieses südländische Gemüse wird bei uns immer beliebter. Es zählt zu den (nicht so häufigen) wirklich wärmenden Gemüsesorten. Dies bedeutet, dass insbesondere Menschen, die frieren oder geschwächt sind, vom Fenchel profitieren. Leute, mit hohem Stoffwechsel mögen den Geschmack oftmals nicht so gerne! Hildegard von Bingen schätzte Fenchel (auch als Samen) besonders. Sie sagte, Fenchel mache fröhlich und warm, stärke und wärme die Verdauungsorgane und helfe besonders gut bei Erkältungskrankheiten. Die vielen ätherischen Öle wirken schnell und direkt auf die Schleimhäute. Da er auch viele Nährstoffe besitzt, eignet sich der Fenchel hervorragend als Aufbaumittel für geschwächte Menschen.

Geschmack, Energie
- Süß, scharf, warm
- Entwässernd

Wirkrichtung
o Macht warm, wärmt von innen
o Stärkt und wärmt die Verdauungsorgane
o Hilft bei Durchfall
o Bringt Appetit und Durst zurück
o Wirkt schweißtreibend
o Bei Erkältungskrankheiten, Abwehrschwäche
o Reinigt und stärkt die Lunge
o Wirkt krampflösend, beruhigend
o Leitet überschüssiges Wasser aus
o Hilft bei rheumatischen Beschwerden
o Unterstützt die Sehkraft

Zubereitung

Fenchel kann auch als Rohkost verwendet werden. Dann sollte er in sehr dünne Scheiben geschnitten oder geraspelt werden. Mit etwas Zitronensaft verliert er seinen leicht aufdringlichen Geschmack. In der Pfanne in Pfannenkuchenteig zubereitet wird er zu einem besonderen Hauptgericht. Ansonsten kann man Fenchel überall einsetzen, wo er nicht durch seinen dominanten Geschmack stören würde.

Vorsicht

Eigentlich gibt es keine direkte Kontraindikation. Nur scheiden sich an seinem Geschmack ein wenig die Geister. Er hat eine recht warme Wirkung, weswegen ihn Menschen, die schon schwitzen, nicht so gut vertragen und ihn meist auch nicht mögen.

Der besondere Tipp

Fenchel ist ein hervorragendes Mittel bei Erkältungskrankheiten und bei einer chronischen Immunschwäche. Es löst klebrigen Schleim, hilft bei der tiefen Atmung und stärkt das Immunsystem. Ein bis zwei leicht angedünstete Fenchelknollen pro Tag über eine Woche bringen wieder Leben in die geschwächte Natur.

Wichtige Inhaltsstoffe

Ca. 3% Kohlenhydrate, 2,5% Eiweiße, 0,3% Fett, Vitamin B2, C, Niacin, Phosphor, Kalzium, Eisen.

Kohl

Es gibt eine riesige Auswahl an Kohlgemüse. Sie stammen alle vom Wildkohl ab und haben deswegen durchaus ähnliche Eigenschaften. Kohl gehört zu den gesündesten Lebensmitteln, insbesondere in unserer Wohlstandsgesellschaft. Er hat nur wenige Kalorien und macht trotzdem satt. Schon deswegen ist er für Menschen interessant, die mit Gewichtsproblemen zu kämpfen haben. Der darin enthaltene Zucker wird nur langsam abgebaut, weswegen er von Diabetikern sehr geschätzt wird. Kohl hat viele Ballaststoffe, was der Verdauung zu Gute kommt. Leider hat man in den letzten Jahren vermehrt Bitterstoffe aus vielen Sorten „herausgezüchtet". Soweit noch vorhanden, unterstützen diese aktiv die Entgiftungsorgane, insbesondere die Leber.

Geschmack, Energie

- Süß, etwas scharf, etwas bitter, gekocht: warm, roh: kalt
- Säfte aufbauend, entwässernd

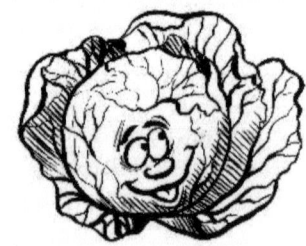

54

Wirkrichtung von Kohlsorten

- o Geben Kraft und Saft
- o Regen die Verdauungsorgane an
- o Eignen sich für Diäten und bei Diabetes
- o Leiten überschüssiges Wasser aus
- o Lösen Verschleimungen
- o Stärken das Immunsystem, wirkt antientzündlich
- o Kräftigen die Atmungsorgane
- o Helfen bei „Wohlstandsleiden" wie Gicht, Arteriosklerose
- o bei Verschlackung, Übersäuerung

Rohes Kohlgemüse

Je nach Sorte ist roher Kohl kühlend und nicht gerade leicht verdaulich. Seine Hauptwirkung entfaltet er im Verdauungstrakt, insbesondere dem Darm, wo der die Verdauung anregt und den Darm „säubert". Vor allem eher hitzige Menschen mit Heißhunger und hohem Stoffwechsel profitieren von dieser Rohkost. In geringeren Mengen verträgt aber jeder dieses tolle Gemüse und profitiert von den heilenden Eigenschaften.

Gekochtes Kohlgemüse

Gerade Weißkohl oder Rotkohl wird ein wahres „Kraftpaket", wenn man ihn lange kocht. Früher hatten die Bauerhöfe oft einen Topf mit Kohl auf dem Holzofen, der dann stundenlang kochte.
In Zeiten des Vitaminkultes vergisst man leicht, wieviel Energie unser Organismus jeden Tag benötigt. Diese bekommt man, wenn man Lebensmittel wie den Kohl zu „Kraftnahrung" macht.
Andere leichtere Kohlsorten wie Blumenkohl oder Brokkoli schmecken sehr gut, wenn man diese dünstet oder kurz anbrät.

Blumenkohl

Beim Blumenkohl nutzt man den Blütenstand, der leicht verdaulich und sehr bekömmlich ist. Er enthält alle den Kohlarten eigenen Vorteile. Insbesondere seine blutreinigende und harntreibende Wirkung ist hervorzuheben.

Geschmack, Energie

- ▪ Süß, kühl, befeuchtend
- ▪ Säfte aufbauend, entwässernd

Zubereitung

Da Blumenkohl leicht verdaulich ist, muss man ihn nicht lange kochen. Kurz angedünstet bleiben die Vitamine erhalten. So erfrischt und belebt er, sättigt ohne zu belasten. In der Zubereitung ist er sehr vielfältig. Ob als paniertes Schnitzel, als Suppenbeilage, oder in Aufläufen: Blumenkohl enttäuscht niemals.

Vorsicht

Roh verzehrt ist er recht kühl und kann empfindlichen, kälteempfindlichen Menschen Bauchschmerzen verursachen.

Der besondere Tipp

Blumenkohl gilt als bewährtes Mittel bei Nierensteinen. Allerdings sollte man vorher mit seinem Therapeuten sprechen, damit nicht die Gefahr unerwünschter Steinabgänge besteht.

Wichtige Inhaltsstoffe

Ca. 2,5% Kohlenhydrate, 2,5% Eiweiße, 0,3% Fett, Vitamin A, C, Folsäure, Beta C, Carotin, Kalzium, Eisen, Natrium, Kalium, Kupfer, Nikotin, Senföl, Zink.

Brokkoli

Viele Eigenschaften von Blumenkohl und Brokkoli sind sehr ähnlich. Beide sind gedünstet leicht verdaulich, belebend und in der der Küche ähnlich zuzubereiten. Im Unterschied zu Blumenkohl ist der Brokkoli etwas bitter. Dies erklärt seine Wirkung auf die Entgiftungsorgane, besonders die Leber.

Der besondere Tipp

Versuchen sie mal Brokkoli in Kokosmilch zu dünsten. Das schmeckt super und ist ein gutes Mittel gegen unreine, aber trockene Haut.

Wichtige Inhaltsstoffe

Ca. 2,5 Kohlenhydrate, 3,5% Eiweisse, 0,2 % Fett,Carotin, Vitamin C, B Vitamine, Folsäure, Kalzium, Eisen, Kalium, Chlorophyll.

Chinakohl

Der Chinakohl gehört in Asien zu vielen Gerichten und Beilagen. Sein Vorteil ist, dass er nicht so sehr „nach Kohl riecht" und kaum Blähungen verursacht. So können ihn auch empfindliche Menschen genießen.

Grünkohl

In vielen Gegenden wie etwa Westfalen ist dem Grünkohl eine ganze Jahreszeit gewidmet. In den kalten Wintermonaten kocht er stundenlang auf dem Ofen und spendet Kraft, Wärme und Ausdauer. Die sonst obligatorische Mettwurst kann man ja vegan ersetzen. Es macht aber Sinn, etwas Öle oder Fette mit zu kochen, dies schließt die Inhaltsstoffe besser auf. Grünkohl hat einige besondere, heilende Eigenschaften. Der enthaltene Schwefel reinigt die Lunge und die Gefäße. Er enthält Unmengen an Kalzium. Natürlich reinigt er auch den Darm und hilft den Verdauungsorganen.

Wichtige Inhaltsstoffe

Ca. 3% Kohlenhydrate, 4% Eiweiße, 0,8% Fett, Beta Carotin, B Vitamine, Vitamin C, Schwefel, Kalium, Kalzium, Eisen, Phosphor.

Kohlrabi

Kohlrabi gehört zu den beliebtesten Frischgemüsesorten. Zurecht, denn roh verzehrter Kohlrabi ist relativ leicht verdaulich. Er bringt die Verdauungsorgane in Gang. Der Speichel beginnt zu fließen, Magen und Darm bereiten sich auf ihre Arbeit vor. Einige Sorten enthalten noch einige Bitterstoffe, die dann die Leber anregen. Auch gekocht ist Kohlrabi sehr wertvoll. Bei „Gedeihstörungen" der Kinder gab es früher häufig Kohlrabimus.

Kohlrabischeiben, leicht paniert, eignen sich hervorragend als Schnitzel. Mit einer Pilzsoße dazu werden sie sogar ihre Kinder begeistern.

Wichtige Inhaltsstoffe

Ca. 4% Kohlenhydrate, 2% Eiweiße, 0,2% Fett, Vitamin C, B Vitamine, Beta Carotin, Eisen, Kalzium, Magnesium, Selen.

Rosenkohl

Daran scheiden sich geschmacklich häufig die Geister. Die einen schwören auf ihn, die anderen mögen noch nicht mal seinen Geruch. Schuld daran könnte sein Schwefelgehalt sein. Dieser ist jedenfalls sehr gesund. Er gilt als präventiv gegen Krebs, reinigt und entgiftet den ganzen Organismus.

Wichtige Inhaltsstoffe

Ca. 3,5% Kohlehydrate, 4,5% Eiweiße, 0,3% Fett, Vitamin C, A, und B Vitamine, Kalium, Zink, Phosphor, Schwefel, Eisen.

Rotkohl

„Blaukraut" ist in Süddeutschland eines der beliebtesten Wintergemüse. Seine Blut und Säfte aufbauende Wirkung wird seit Jahrhunderten beschrieben. Mit etwas Öl gekocht, ist er nahrhaft und ein Powermittel. Besonders lecker wird er, wenn man einen Schuss Wein mit kocht.

Wichtige Inhaltsstoffe

3,5% Kohlenhydrate, 1,5% Eiweiße, 0,2 Fett, Vitamin C, A, Folsäure, B Vitamine, Kalzium, Magnesium, Eisen, Kalium, Kupfer.

Weißkohl

Der absolute Klassiker ist sehr nah dran am „Urkohl". Er ist ein ursprüngliches Grundnahrungsmittel erster Güte. Heute gilt er als eines der besten Vorbeugelebensmittel gegen die Entartung von Zellen, was ja die Ursache von Krebs ist. Innerlich wie äußerlich wirkt er gegen Geschwüre, Ausschläge, schlecht heilende Wunden. Er reinigt, säubert, entwässert und baut dabei wieder gesundes Gewebe auf. Wer die ganze Kraft des Weißkohles ausbeuten will, sollte ihn lange kochen.

Wichtige Inhaltsstoffe

4% Kohlenhydrate, 1,5% Eiweiße, 0,2% Fett, Vitamin C, Folsäure, Beta Carotin, B Vitamine, Eisen, Kalzium, Kalium, Silizium.

Sauerkraut

Durch Milchsäuregärung entsteht aus Weißkohl das Sauerkraut. Roh genossen räumt es im Darm auf mit Pilzen, Fäulnisbakterien, Viren und sonstigem schädlichen Bewohnern. Gerade in der Zeit, wo viel zu viel Zucker gegessen wird, wo Antibiotika die Darmflora zerstören und unser sonstigen schlechten Ernährungsgewohnheiten unserem Darm zusetzen, ist eine tägliche, kleine Portion rohes Sauerkraut als Kur sehr empfehlenswert. Auch gekocht galt Sauerkraut als heilendes Mittel für die Gesundheit. Wenigstens einmal die Woche gab es früher einen Eintopf, in dem als Beilage oder Hauptanteil Sauerkraut enthalten war.

Wirsing

Wirsing gehört zu den leichter verdaulichen Kohlsorten, obwohl man die Blätter verwendet. Er hat im Vergleich zu Weißkohl mehr Eiweiße und Fette. Er enthält auch Bitterstoffe und Schwefel, was seine entgiftende Funktion erklärt. Ansonsten vereint er alle heilenden Eigenschaften der Kohlfamilie in sich. Mit Wirsingblättern kann man alle möglichen Speisen hervorragend einwickeln, dann dünsten, braten, kochen usw. Allerdings sollte man bei den großen äußeren Blättern den Strunk herausschneiden, da dieser doch recht schwer verdaulich sein kann.

Wichtige Inhaltsstoffe

3% Kohlenhydrate, 3% Eiweiße, 0,3% Fett, Vitamine A, B, C, K, Schwefelöle, Chlorophyll, Eisen, Phosphor.

Kürbis

Kürbisse gehören wie Möhren zu den „Startergemüsesorten" für Kleinkinder. Obwohl sie sehr nahrhaft sind, verschlacken sie den Organismus nicht. Sie sind sehr saftig und „fleischig". Dadurch bringen sie bei trockenen Menschen eine gesunde Feuchtigkeit und Spannkraft zurück.

Geschmack, Energie
- Süß, leicht kühl bis neutral
- Säfte aufbauend, befeuchtend

Wirkrichtung

- Stark befeuchtend
- Leicht verdaulich
- Schonkost, für empfindliche, geschwächte Menschen
- Wunderbares Mittel gegen trockene Haut
- Als Diätmittel bei Schwächezuständen
- Mildes Abführmittel

Zubereitung

Sehr beliebt sind inzwischen (wieder) die Kürbissuppen. Insbesondere die Hokkaido Kürbisse erfreuen sich zunehmender Bekanntheit. Man kann solche Suppen mit verschiedensten Gewürzen in alle Richtungen würzen. Mit Zimt und Ingwer zaubert man Süßspeisen. Mit Chili, Sellerie und Kräutersalz erhält man eine wärmende Wintersuppe.
Ähnlich wie Möhren kann man sie roh in Salaten oder ähnlichem verarbeiten. Sie eignen sich für den Backofen, für Eintöpfe oder Wokgerichte. Natürlich sind sie auch für Süßspeisen eine Bereicherung.

Vorsicht

Da Kürbisse eine stark befeuchtende Eigenschaft haben, können sie bei Menschen mit Einlagerungen zu Stauungszuständen, ja sogar Völlegefühl und Übelkeit führen.

Der besondere Tipp

Wer unter starker Trockenheit leidet, profitiert von einer Kürbissuppe mit Kürbiskernen. Die Kerne enthalten hochwertige Öle, die das geschwächte Yin aufbauen und Kraft und Säfte zurückbringen.

Wichtige Inhaltsstoffe

Ca. 4,5% Kohlenhydrate, 1% Eiweiße, 0,1 Fette, Beta Carotin, Vitamine E, B Vitamine.

Mangold / Spinat

Mangold und Spinat haben nicht nur einen ähnlichen Geschmack, auch ihre Wirkung ist ganz ähnlich. Allerdings enthält Mangold deutlich mehr Wasser als Spinat. Beide sind sehr kalorienarm. Sie reinigen das Blut einerseits, bauen andererseits wieder gesundes Blut auf. Sie unterstützen die Ausscheidung von Giftstoffen über Stuhl und Urin. Interessant ist der hohe Anteil an Vitamin K, das für den Knochenaufbau und für die Unterstützung der Blutgerinnung nötig ist.

Geschmack, Energie
- Süß, leicht bitter, kühl
- Leicht entwässernd

Wirkrichtung
- Wirkt kühlend und leicht absenkend
- Baut Blut und Säfte auf
- Unterstützt die Ausscheidung von Schlackenstoffen
- Die Ballaststoffe reinigen den Dickdarm
- Unterstützt die Sehfähigkeit

Zubereitung
Am besten schmeckt Mangold wohl, wenn er kurz gedünstet wird. Spinat sollte man dagegen kochen. Mangold schmeckt sehr lecker als Suppe mit gehackten Nüssen, Sonnenblumenöl, etwas Pfeffer und Muskat. Hervorragend eignet er sich für Quiches, Pasteten und Aufläufe.

Vorsicht
Es gibt den Hinweis, dass der hohe Gehalt an Vitamin K Medikamente stört, der die Blutgerinnung hemmen. Allerdings weist die Gesellschaft für Ernährung darauf hin, dass dies nur beim Verzehr von großen Mengen von Mangold der Fall ist. Mangold ist nicht lange haltbar. Da er recht viel Nitrat enthält, sollte er nicht zu lange gelagert werden, denn dann entstehen Nitrite, bzw. Nitrosamine, die als krebsfördernd gelten.

Der besondere Tipp
Mangold cignet sich sehr gut zum Einrollen von anderen Lebensmitteln, ähnlich wie Weißkohl oder Wirsing. Versuchen Sie auch mal einen herzhaften Kuchen mit Mangold zu backen.

Möhren

Möhren oder Karotten gehören zu den weltweit beliebtesten Gemüsesorten. Das hat natürlich mit ihrem herzhaften Geschmack zu tun. Genauso wichtig ist ihre Wirkung für unsere Gesundheit. Sie sind sehr nahrhaft, enthalten jede Menge leicht verdaulicher Kohlenhydrate. Sie bringen geschwächten Menschen die Lebenskraft und Freude zurück. Selbst für Kleinkinder sind sie hervorragend geeignet. Feste Babynahrung beginnt mit Karottenbrei. Ihre heilende Wirkung ist so vielfältig, dass sie als Lebensmittel in vielen Heilpflanzenbüchern auftaucht. Selbst Allergiker vertragen sie fast immer sehr gut.

Geschmack, Energie
- Roh: Süß, etwas kühl
- Gekocht: süß, warm
- Befeuchtend, nährend

Wirrichtung
o Geben Kraft, zur Wiedergewinnung der Lebenskraft
o Stärken die Verdauungsorgane
o Bei Schwäche, bei Verlust von Appetit und Durst
o Befeuchten und baut Säfte auf
o Bringen Spannkraft für Haut und Haare
o Befeuchten und kräftigen die Augen
o Ihre Ballaststoffe unterstützen die Verdauung, binden Gifte
o Helfen auch bei Durchfall, stabilisieren den Stuhl
o Wirken Blut aufbauend
o Kräftigen und befeuchten die Lunge
o Schützen die Schleimhäute, bei entzündlichen Krankheiten
o Beruhigen die Nerven, schlaffördernd
o Rohe Karotten bringen die Verdauungssäfte stark zum Fließen
o Helfen bei Übersäuerung

Zubereitung

Rohe Möhren schmecken lecker in jeder Form. In Salaten bringen sie schöne Farben und frische, knackige Geschmäcker. Gekocht passen sie in alles, was man kochen kann. Sie sind fester Bestandteil von Kraftsuppen. Man kann sie backen, braten, grillen. Selbst zu Süßspeisen passen sie, wie etwa der sehr beliebte Möhrenkuchen.

Vorsicht

Das herrliche an Möhren ist, dass es bei all ihren förderlichen Eigenschaften keine ernsthaften Vorsichtsmaßnahmen gibt.

Der besondere Tipp

Milchsauer vergorene Möhren oder Karottensaft verstärken die ohnehin starke Wirkung auf unsere Verdauungsorgane. Unsere Darmflora ist durch viele Genussmittel bedroht. Dieses Lebensmittel bringt Ordnung und Gesundheit zurück.

Wichtige Inhaltsstoffe

Ca. 5% Kohlenhydrate, 1% Eiweiße, 0,2 % Fette,
Vitamine C, B1, B2, B6, Folsäure, Vitamine D, E, K,

Paprika/Gemüsepaprika

Es gibt sehr viele verschiedene Paprikasorten. Die im reifen Zustand rote Gemüsepaprika wird auch grün, bzw. unreif verzehrt. Dann schmeckt sie etwas bitter und ist kühlender in ihrer Wirkung. Dagegen gehören die Chilischoten zu den schärfsten und heißesten Lebensmitteln bzw. Gewürzen, die es gibt.

Roter Paprika

Wir beginnen mit der reifen, roten Gemüsepaprika, die nicht scharf, sondern ziemlich süß schmeckt. In Lateinamerika war sie schon immer ein Grundnahrungsmittel. Der enorm hohe Vitamin C Gehalt unterstützt den Organismus in vielen Funktionen. Ihre positiven Auswirkungen auf die Verdauungsorgane sind längst anerkannt. Sie ist sehr saftig, was die Bildung von Körpersäften unterstützt.

Geschmack, Energie

- Süß, leicht kühl
- Befeuchtend, leicht entwässernd

Wirkrichtung

- o Bildet Körpersäfte
- o Regt Appetit und Durst an
- o Fördert die Bildung von Verdauungssekreten
- o Scheidet übermäßiges Wasser aus
- o Unterstützt die Sehkraft
- o Stärkt die Abwehrkraft

Zubereitung

Sehr gut schmecken diese roh, frisch geschnitten oder in Salaten. Sie passen ansonsten überall gut dazu. Auf Pizzas, in Eintöpfen, Ratatouille, gebacken, sie ergeben immer gute Resultate. Gefüllte Paprikaschoten überzeugen sogar jeden Gemüsemuffel.

Vorsicht

Die reifen, süßen Paprika sind sehr gut verträglich, so dass es kaum eine wirkliche Kontraindikation gibt.

Der besondere Tipp

Noch immer viel zu wenig bekannt ist Ajvar. Hier werden rote Paprika so lange in Olivenöl geröstet, enthäutet und mit etwas Salz und Pfeffer gewürzt, bis eine homogene Masse entsteht. Ajvar gibt es auch noch mit anderen Zutaten. Man kann ihn in Gläsern kaufen. Er ist vielfältig verwendbar und kann ähnlich wie Tomatenmark eingesetzt werden.

Wichtige Inhaltsstoffe

Ca. 3% Kohlenhydrate, 1% Eiweiße, 0,2% Fett, Vitamin C, Beta Carotin, Kalium, Magnesium, Phosphor, Kalzium, Eisen.

Grüner Paprika

Die unreife grüne Paprika ist bitter und deutlich kühler als reife rote Paprika. Deshalb ist sie auch in rohem Zustand recht schwer verdaulich. Gekocht bleiben ihre Bitterstoffe aktiv. Diese regen die Leber und die Verdauungsorgane an, wirken entgiftend. Geschwächte Menschen sollten sie besser nicht roh verzehren.

Scharfer roter Paprika siehe Gewürze

Petersilienwurzel

Die Petersilie gehört zu den wärmenden Gemüsesorten. Bekannter als die Wurzel sind die Blätter, die sehr gerne als frisches Gewürz verwandt werden. Die Wirkung der beiden ist sehr ähnlich, wobei die Blätter eine wesentlich stärkere Intensität besitzen. Die Petersilienwurzel ist eine wirklich sehr umfangreich wirkende Heilpflanze, die als solche (noch) viel zu wenig geschätzt wird.

Geschmack, Energie
- Süß, scharf, leicht bitter, warm
- Leicht entwässernd

Wirrichtung
o Wärmt die „Eingeweide", stärkt die Verdauungsorgane
o Kräftigt und belebt Körper und Geist
o Stärkt Potenz und Fruchtbarkeit
o Unterstützt die Nierenkraft, fördert den Urin
o Scheidet Schlackenstoffe aus
o Wirkt krampflösend, fördert die Durchblutung
o Reinigt die Atemwege, bei Verschleimung
o Bei Unreinheiten der Haut

Zubereitung
Am bekanntesten ist sie als Zugabe bei vielen Suppen und als wichtiger Bestandteil von Kraftsuppen. Sie besitzt, ähnlich wie Sellerie, einen recht dominanten Geschmack. Deswegen sollte man bei der Dosis ein wenig vorsichtig sein, wenn man für eine ganze Gesellschaft kocht. Ansonsten ist es ein sehr vielseitiges Gemüse, das wie andere Knollen und Wurzeln verarbeitet und eingesetzt werden kann.

Vorsicht
Vor allem die Früchte haben eine starke Wirkung auf die Gebärmutter, wo sie krampflösend, aber auch abtreibend wirken können. Sie sollten besser nicht in der Schwangerschaft verwendet werden.

Der besondere Tipp
Die krampflösende Wirkung ist bei Schmerzen während der Menstruation durchaus spürbar. Allerdings sollte man dann nicht nur die Wurzel, sondern auch die Blätter verwenden.

Wichtige Inhaltsstoffe
Ca. 6% Kohlenhydrate, 3% Eiweiße, 0,5% Fette,
Vitamin C, Vitamin B1, B6, Kalzium, Kalium, Natrium, Eisen, Kup-

---

Pilze

Pilze gehören seit jeher zum menschlichen Speiseplan. Da nicht alle essbar sind und auch einigen Arten „magische Kräfte" nachgesagt werden, umgibt Pilze eine gewisse Mystik. Der Pilz gehört schon immer zu den abendländischen Glückssymbolen (Glückspilz).

Pilze haben einen extrem hohen Wasseranteil. Da sie Ihre Nährwerte aus dem Boden ziehen und kein Chlorophyll aufbauen, gehören sie streng genommen nicht wirklich zum Gemüse.

Ihre Schale besteht überwiegend aus unverdaulichem Chitin, was zu Verdauungsbeschwerden führen kann, insbesondere wenn man zu viele davon roh verzehrt. Allerdings sind es genau diese Ballaststoffe, die die die Verdauungsorgane ankurbeln und den trägen Darm zur Arbeit bringen.

Sie enthalten kaum Nährstoffe, weswegen sie zur Entschlackung bestens geeignet sind. Dagegen besitzen sie, je nach Sorte, sehr viele Mineralien und Vitalstoffe, was ihre heilenden Eigenschaften erklärt. Interessant ist etwa der recht hohe Gehalt am Sonnen-Vitamin D, das allgemein kaum in Nahrungsmitteln vorkommt. Die meisten Pilze wirken kühlend und befeuchtend. Da sie eine fleischige Konsistenz besitzen, eignen sie sich besonders als „Fleischersatz".

Geschmack, Energie
- Süß, leicht bitter, kühl
- Säfte aufbauend, entwässernd

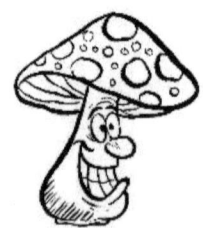

Champignons

Der im Westen beliebteste Speisepilz enthält recht viel Eiweiß, aber fast keine Kalorien. Da er vergleichsweise preiswert ist, spielt er im Speiseplan eine wichtige Rolle. Er ist sehr vielseitig und kann für nahezu alle Speisen verwandt werden.

Geschmack, Energie

- Süß, kühl
- Säfte aufbauend, entwässernd

Wirkrichtung

- Befeuchtet die Organe, die Schleimhäute
- Befeuchtet trockene Atemwege, bei Reizhusten
- Kühlt und leitet Hitze aus dem Körper
- Als Diätmittel zur Gewichtsreduktion
- Regt die Verdauung an (viele Ballaststoffe)
- Bei erhöhten Blutfetten

Zubereitung

Riesenchampignons eignen sich hervorragend als Pfannengemüseschnitzel. Damit bekommt man auch Gemüsemuffel an den Tisch. Genießen Sie ihn auch in Eintöpfen und Suppen, nutzen Sie ihn in Pfannengerichten und Aufläufen usw.

Vorsicht

Da die Randschichten kaum verdaut werden, sollte man Pilze generell nicht zu viel im rohen Zustand verzehren. Dies kann, besonders bei geschwächten Menschen, zu enormen Beschwerden der Verdauungsorgane führen.

Der besondere Tipp

Champignons haben Cholesterin senkende Eigenschaften. Wenn man Riesenchampignons in Olivenöl vorsichtig dünstet, verstärkt sich diese Wirkung. Um es besonders lecker zu machen, kann man die Champignons mit Pesto und gehackten Walnüssen füllen.

Wichtige Inhaltsstoffe

Ca. 1% Kohlenhydrate, 2,5% Elweiße, 0,3 Fette, Vitamine A, B1, B2, C, D, K, Niacin, Kalzium, Eisen, Kupfer.

Austernpilze

Austernpilze gehören zu den besonders beliebten Pilzen. Ein wichtiger Grund ist sicher seine „fleischige" Konsistenz. So eignet er sich besonders gut für Pfannengerichte und immer dann, wenn Gerichte Biss haben sollen. Er enthält einige hochwertige Eiweiße sowie viele Vitamine, insbesondere B1, B2, Niacin und Folsäure. Austernpilze gelten als Cholesterinsenker und Blut Reiniger. In der TCM sagt man, „Austernpilze befeuchten" die Sehnen, womit vor allem die Sehnenscheidenflüssigkeit gemeint ist.

Pfifferlinge

Sie waren einst so preiswert, dass sie „keinen Pfifferling" mehr wert waren. Dabei sind sie geschmacklich ein echtes Erlebnis. Auch besitzen sie wertvolle Inhaltsstoffe wie hochwertige Eiweiße, Eisen, Kalium sowie einige Vitamine. Ihr scharfer, würziger Geschmack macht viele Gerichte zu einer Delikatesse. Sie passen zu Pfannengerichten, aber auch in Frikadellen oder Aufläufen bringen sie eine besondere Note.

Mu Err Pilz/Judasohr

Das Judasohr enthält erstaunlich viel Eiweiß, dazu enorme Mengen an Kalium, Kalzium, auch Phosphor. In der TCM gibt man ihn zur Steigerung körperlicher Kraft und zur Steigerung der Abwehrkraft. Mu Err gilt als Bluttonikum und als durchblutungsförderndes Mittel. Erforscht werden gerade seine Cholesterin senkenden Eigenschaften.

Shitake

Der in Asien äußerst beliebte Speisepilz erobert zunehmend die westliche und hier gerade die vegetarische Küche. Er enthält hoch-wertige Eiweiße, B Vitamine sowie Vitamin D. Shiitake gilt in Asien als Bluttonikum. Er befeuchtet die empfindliche Haut und Schleimhaut, weswegen er als Schönheitsmittel gilt. Allgemein hat er den Stoffwechsel anregende Eigenschaften. Die entgiftende Funktion der Leber unterstützt er ebenso wie die Senkung von hohen Cholesterinwerten.

Rettich

Schon die alten Ägypter hielten den Rettich sehr in Ehren. Sein scharfer Geschmack bringt Bewegung in den Körper. Er putzt und reinigt, fördert die Durchblutung der Schleimhaut, bringt die schlaffe Verdauung wieder in Gang. Gerade weil wir viel zu viele Dinge essen, die den Magen und Darm belasten und damit schwächen, benötigen wir als „Gegenmittel" Lebensmittel wie den Rettich, der den Organismus wieder in Fahrt bringt. Er ist ein wärmendes, leicht trocknendes Gemüse, was in der kalten, feuchten Jahreszeit besonders gut geeignet ist.

Schwarzer Rettich hat eine deutlich wärmere Energie als der weiße Rettich. Radieschen sind etwas kühler, aber auch leichter verdaulich. Empfindliche Menschen sollten lieber mal Radieschen versuchen.

Geschmack, Energie
- Scharf, warm
- Leicht trocknend

Wirkrichtung
o Wirkt stark durchblutungsfördernd
o Reinigt die Schleimhäute
o Regt die Produktion von Verdauungssäften an
o Hilft stark bei der Produktion von Gallensaft
o Reinigt die Atemwege, stärkt die Lunge
o Beseitigt im Dickdarm Pilze und Fäulnisbakterien
o Stärkt das Immunsystem, bei Erkältungskrankheiten

Zubereitung

Der Rettich hält gerade Einzug in die moderne Küche. Natürlich ist er roh verzehrt ein Genussmittel, das z.B. in Bayern im Sommer in keinem Biergarten fehlt. In Asien ist er ein vielfach benutztes Gemüse für Wokgerichte. Er verfeinert und intensiviert den Geschmack. Da er die Verdauung ankurbelt, eignet er sich hervorragend bei nicht ganz leicht verdaulichen Gerichten. Aber auch in Suppen, ja sogar als Pfannengericht kann man den Rettich verwenden.

Vorsicht
Der rohe Rettich kann empfindliche Naturen leicht stören. Es können schnell Bauchschmerzen auftreten. Hier empfehle ich, auf Radieschen auszuweichen, da diese bekömmlicher sind. Da Rettich Gallensteine in Bewegung bringen kann, sollten „steinreiche" Menschen besser nicht zu viel davon auf einmal genießen.

Der besondere Tipp
Rettich ist ein altbewährtes Mittel bei Erkältungskrankheiten. Kochen Sie Rettich mit etwas Honig/Sirup und trinken sie diesen so warm wie möglich. Dann wirkt er schweißtreibend, schleimlösend und antibakteriell. Er stärkt das Immunsystem.

Wichtige Inhaltsstoffe
Ca. 2,5% Kohlenhydrate, 1% Eiweiße, 0,2% Fette, Vitamin C, Carotin, Senföle, Kalium, Natrium, Magnesium, Kalzium, Phosphor, Eisen.

Rote Beete / Rüben

Rüben gehörten bis vor wenigen Jahrzehnten, zumindest auf dem Lande, zu den Grundnahrungsmitteln. Sie sind preiswert, gesund, lecker und vielfältig einsetzbar. Sie enthalten viele Nährstoffe, Vitamine und Mineralien. Seit jeher gelten rote Beete als Bluttonikum. Heute schätzt man auch die antioxidativen Eigenschaften. Aktuell erforscht man Krebs hemmende Wirkstoffe der roten Beete.

Geschmack, Energie
- Süß, leicht bitter, kühl
- Befeuchtend, Blut aufbauend

Wirkrichtung
- o Bildet Säfte und Blut
- o Regt die Zellerneuerung der Leber an
- o Unterstützt die Fettverdauung
- o Schützt vor Herz- und Gefäßkrankheiten
- o Wirkt beruhigend und schlaffördernd

Zubereitung
Rote Beete wurden schon immer auch milchsauer vergoren. Das macht sie haltbar und verstärkt die heilenden Eigenschaften. Nicht nur der Darm und das Immunsystem profitieren von der Milchsäure. Kurz gedämpft oder gekocht geben sie jeder Speise neben der unverwechselbaren Farbe einen süßen, weichen Geschmack.

Vorsicht
Bei Nierensteinen wird von häufigem Verzehr abgeraten.

Der besondere Tipp
Die Blätter eignen sich ebenfalls bestens in der Küche. Rote Rüben sind Verwandte des Mangolds. Die Blätter können genauso verwendet werden.
Weiße bzw. gelbe Rüben werden in Asien als Aufbaumittel verwandt. Sie sind energetisch etwas wärmer als rote Rüben.

Wichtige Inhaltsstoffe
Ca. 8,5% Kohlenhydrate, 1,5% Eiweiße, 0,1% Fette, Vitamine C, A, B Vitamine, Folsäure, Oxalsäure, Flavonoide, Kalium, Magnesium, Natrium, Eisen.

(Grüne) Salate

Zu den beliebtesten Vorspeisen gehören die (grünen) Salate. Es gibt sehr viele verschiedene Arten, die fast alle zur Familie der Korbblütler gehören. Die meisten werden bei uns im Westen roh verzehrt. In Asien werden viele Sorten kurz angedünstet, gekocht oder gebraten.

Gemeinsam haben grüne Salate den „Milchsaft", der austritt, wenn man sie abschneidet. Dieser Saft enthält eine Menge Lactucerol, das eine dem Opium verwandte Wirkung besitzt. So gelten Salate als Nerven- und Schlafmittel.

Grüne Salate (außer Chicoree) enthalten eine Menge Chlorophyll, das die Immunabwehr ankurbelt und die Entgiftung fördert.

Je mehr Bitterstoffe enthalten sind, desto stärker ist die Wirkung auf die Verdauungs- und Entgiftungsorgane.

Wichtig: Roh verzehrte Salate haben eine ziemlich kalte Wirkung! Wer friert, sollte bei der Menge etwas vorsichtig sein.

Geschmack, Energie
- Süß, bitter, kühl bis kalt
- Entwässernd

Wirkrichtung
o Kühlt innere Hitze, Sommergemüse
o Aktiviert die Verdauungsorgane
o Stärkt die entgiftenden Organe
o Fördert die Gallebildung
o Wirkt Blut bildend
o Unterstützt das Immunsystem
o Wirkt beruhigend, sedierend, schlaffördernd
o Unterstützt die Milchbildung

Zubereitung.
Grüne Salate sollten stets frisch zubereitet und dann bald verzehrt werden. Die Variationen von Salaten sind grenzenlos, man sie mit so ziemlich allem und jedem kombinieren.

Vorsicht
Der eigentliche Fehler, der gemacht wird, ist, dass Salat als „Kraftpaket" dargestellt wird. Salat hat tolle Fähigkeiten. Aber er ist keine Kraftnahrung. Er kann ziemlich auskühlen, wenn man zu viel davon isst.

Der besondere Tipp
Wer friert, sollte vor dem Salat eine heiße Suppe genießen.
Wer wenig Zeit hat, kann einen Löffel Gemüsebrühe mit heißem Wasser übergießen und scharf würzen. Sie werden den Unterschied deutlich merken. Der Organismus freut sich nun auf den Salat und kann alle Vorteile dieser herrlichen Rohkost nutzen!
Hier noch ein „Geheimrezept" von dem berühmten französischen Heilkundigen Messegue: Bei großer Nervosität und Unruhe empfiehlt er, abends rohe Salatköpfe in Butter sanft zu schmoren. Um den beruhigenden Effekt zu verstärken und um pflanzlich zu bleiben, kann man die Butter durch Walnussöl ersetzen.

Wichtige Inhaltsstoffe
Ca. 1,5 Kohlenhydrate, 1% Eiweiße, 0,2%Fette, Vitamine C, E, K, B1, B2, Folsäure, Phosphor, Chlorophyll, Natrium, Kalium, Eisen, Kupfer, Zink, Selen, Jod, Lactucerol, Bitterstoffe.

Eisbergsalat

Da er so knackig ist und seine frische Form einige Zeit hält, wird er immer beliebter. Er ist ziemlich bitter und auch recht kühl in seiner energetischen Wirkung. Deshalb eignet er sich sehr gut für Menschen, die einen sehr hohen Stoffwechsel haben. Er mindert den Heißhunger und kühlt innere Hitze. Wer friert, sollte nicht zu viel von diesem recht schwer verdaulichen Salat essen!

Endiviensalat

Er gehört zu den ziemlich bitteren Salaten. Auch ist seine Energie absenkend und kühlend. Allerdings ist seine Wirkung auf die Verdauungsorgane sehr hervorzuheben.
Die Bitterstoffe aktivieren den Säftefluß aller Verdauungsdrüsen. Besonders stark profitiert die Leber. Endivien lösen alten Schleim und scheiden Schlackenstoffe und Gifte aus dem Körper aus. Dies ist besonders bei unseren Wohlstandkrankheiten wie Gicht, Arteriosklerose, Übersäuerung, aber auch bei Hautkrankheiten wie Schuppenflechte oder Neurodermitis sehr hilfreich.

Feldsalat

Er ist nicht so „kalt" wie etwa Endiviensalat. Feldsalat sollte recht frisch verzehrt werden. Er enthält eine ganze Menge Eisen und Vitamin C, so dass er als ein wichtiges Blut Aufbaumittel gesehen werden kann. Achten sie darauf, dass der Feldsalat aus Freilandaufzucht stammt. In Gewächshäusern wird er oft sehr stark gedüngt.

Kopfsalat

Kopfsalat ist mit Abstand der beliebteste grüne Salat. Er ist recht leicht verdaulich und bekömmlich. Auch ist seine energetische Wirkung bei weitem nicht so kalt wie die von Endivien- oder Eisbergsalat. Interessant ist, dass die äußeren Blätter deutlich mehr Vitamine und Chlorophyll enthalten als die inneren Blätter. Kopfsalat sollte möglichst frisch verwendet werden, da seine Blätter sehr schnell welk werden.

Schwarzwurzel

Im Mittelalter bis in die Nachkriegszeit war Schwarzwurzel ein sehr beliebtes Gemüse. Im 17. Jahrhundert schrieb der berühmte Arzt Lonicerus, Schwarzwurzel vertreibe die Melancholie, die Schwermut, mache ein frohes Herz und ein frisches Gemüt. Sie galt lange Zeit als billiger Spargelersatz, als „Arme Leute Essen". Heute hält sie als Delikatesse Einzug in die Spitzengastronomie. Wenig bekannt sind die heilenden Kräfte der Wurzel. Sie enthält eine Menge Inulin. Dieser quellende Ballaststoff führt zu einem Sättigungsgefühl und erhöht den Dehnungsreiz im Darm. Außerdem nährt es die Milchsäurebakterien und sorgt so für eine gesunde Darmflora. So unterstützt diese Wurzel die Entgiftung und ist bei Diäten hilfreich. Die Bitterstoffe helfen der entgiftenden Funktion der Leber.

Geschmack, Energie
- Süß, leicht bitter, neutral
- Befeuchtend, leicht ausleitend

Wirkrichtung
o Stärkt das Blut und die Säfte
o Unterstützen die Entgiftung
o Mildes Abführmittel
o Schützt entzündliche Darmschleimhäute
o Unterstützt die Darmflora
o „Antistress-Gemüse", beruhigend, schlaffördernd
o Reinigt von Schlackenstoffen, z.B. bei Gicht und Rheuma

Zubereitung
Schwarzwurzel wird ähnlich zubereitet wie Spargel. In gewisser Weise schmeckt sie auch ähnlich. „Schwarzwurzelfans" lieben den leicht nussigen Geschmack. Sie eigenen sich hervorragend als Suppen, in Aufläufen im Wok usw. Versuchen sie mal Schwarzwurzeln mit einer Erdnusssoße!
Gekocht und abgekühlt bereichern sie sogar Salate.

Vorsicht

Roh verzehrt sind sie kühl und eher schwer verdaulich.

Der besondere Tipp

Schwarzwurzeln laden zu Experimenten ein. Versuchen Sie mal Schwarzwurzeln mit Orangen in Senf Soße! Dazu etwas Zitrone, Salz und Pfeffer, vielleicht etwas Zwiebel oder Knoblauch dazu dünsten, fertig!

Wichtige Inhaltsstoffe

Ca. 2% Kohlenhydrate, 1,5% Eiweiße, 0,4% Fette, Vitamine A, B1, B2, B3, C, E, Kalium, Magnesium, Kalzium, Eisen, Phosphor,

---

Sellerie

Jeder kennt Sellerie, da er als Basisbeilage in zahlreichen Suppen vorkommt. Auch in Gewürzsalzen oder Gemüsebrühen fehlt selten Sellerie. Seine ätherischen Öle und Bitterstoffe verleihen ihm einen unverwechselbaren Geruch und Geschmack. Seine ungewöhnlichen Eigenschaften stehen in jedem guten Heilpflanzenbuch. Im Mittelalter (wie auch heute noch) galt er als eines der wichtigsten Mittel, um „den Unterleib zu kräftigen und zu wärmen", sprich ein Fruchtbarkeitsmittel. Er besitzt viele gesunde Heilkräfte, die sich von den Atemwegen über die Nerven bis hin zu Leber und Niere erstrecken.

Geschmack, Energie

- Süß, etwas scharf, leicht bitter, warm
- Leicht trocknend

Wirkrichtung

- o Stärkt die Lebenskraft, stärkt die Potenz/Fruchtbarkeit
- o Wirkt krampflösend, beruhigend
- o Entwässert, zieht Schlackenstoffe aus dem Blut
- o Bei Gicht, Arthritis, Rheuma
- o Regt die inneren Drüsen zur Sekretbildung an
- o Wirkt schleimlösend, bei Reizhusten, kräftigt die Lunge
- o Bei Überanstrengung
- o Reinigt den Darm von Pilzen, Fäulnisbakterien
- o Treibt Blähungen aus
- o Senkt erhöhte Blutfette

Zubereitung

Wie gesagt, Sellerie das Suppengewürz schlechthin. Es ist Grundlage vieler Kraftbrühen und Schmorgerichte. Auch roh wird er, fein geraspelt, in Salaten oder Beilagen verwandt. Sellerie ist vielfältig verwendbar. Sehr beliebt in der veganen Küche sind Sellerieschnitzel. Auch als Püree eignet sich die Knolle. Der Staudensellerie hat mehr Ballaststoffe. Wem Mangold zu wenig intensiv schmeckt, hat hier eine reizvolle Alternative.

Vorsicht

Die ätherischen Öle können bei wenigen Menschen Allergien auslösen. Außerdem gibt es doch eine Menge Menschen, die den Geschmack von Sellerie nicht gerade schätzen.

Der besondere Tipp

Der „Waldorfsalat" ist ein Klassiker der Waldorf-Astoria Hotels. Hier werden eher säuerliche Äpfel und roher Sellerie geraspelt. Klassischerweise gehört hierzu Mayonnaise, die man pflanzlich ersetzen kann. Mit Walnüssen, etwas Pfeffer und Zitronensaft abgerundet, ergibt das eines der berühmtesten Selleriegerichte.

Wichtige Inhaltsstoffe

Ca. 2,5% Kohlenhydrate, 1,5% Eiweiße, 0,3% Fette, Vitamine A,C, E Folsäure, Niacin, Kalzium, Eisen, Kalium, Zink.

Spargel

Gelegentlich meinen Einige fälschlicherweise, der Spargel sei eine Wurzel. Doch natürlich handelt es sich bei unserem Speisespargel um die Triebe, die im Frühjahr nach oben streben. Es ist unser erstes Frühlingsgemüse, sehnlich erwartet nach einem langen Winter. Spargel ist sehr bekannt. Er ist leicht verdaulich, sehr mild, gaumen- und magenfreundlich. Seine entwässernde Wirkung erkennt man am typischen Geruch des Urins. Dabei wird er bei eher trockenen Menschen mehr Feuchtigkeit aufbauen als überschüssiges Wasser wieder herausziehen. Somit ist Spargel auch ein Schönheitsmittel!

Geschmack, Energie

- Süß, leicht bitter, kühl (roh: kalt)
- Befeuchtend, entwässernd

Wirkrichtung

- Produziert Körpersäfte, befeuchtet die Haut
- Zieht Schlackenstoffe aus dem Gewebe, entgiftend
- Aktiviert die Harnorgane
- Regt die Leber an
- Gilt als Aphrodisiakum
- Die Ballaststoffe regen die Verdauung an
- Ein leichtverdauliches Gemüse
- übermäßiges Wasser ausscheidend

Zubereitung.

Spargel schmeckt auch roh ausgezeichnet. Da schmeckt man deutlicher seine Bitterstoffe. Er passt roh oder gekocht gut in Salate. Gekocht sollte er noch Biss haben, dann schmeckt er am besten und behält seine frischen Vitalstoffe. Spargel eignet sich für auch für Pizzas, Quiches, als Wokgemüse, für Suppen usw.

Vorsicht

Roher Spargel hat eine kühle Energie. Wer friert und zu viel davon isst, kann leicht Bauchschmerzen bekommen. Allgemein wird bei Nierensteinen und Gicht von einem Zuviel an Spargel abgeraten.

Der besondere Tipp

Grüner Spargel enthält viel Chlorophyll und auch Asparagin. Wirklich holzig ist er meist nur im unteren Drittel. Kurz gekocht und abgekühlt kann man daraus einen herrlichen Salat bereiten.

Wichtige Inhaltsstoffe

Ca. 2% Kohlenhydrate, 2% Eiweiße, 0,2% Fette, Vitamine A, C, E, Kalium, Kalzium, Eisen, Phosphor, Jod, Asparagin.

Tomaten

In Österreich heißen sie „Paradeisfrüchte", ein wohlverdienter Name! Sie erheitern den Geist und bringen gute Laune. Tomaten gehören zu den besten Mitteln bei Trockenheit und mangelnden Säften. Bei Langstreckenflügen steigt der Konsum an Tomatensaft in der extrem trockenen Luft enorm an. Mit etwas Salz bringt er die verlorenen Flüssigkeiten schnell zurück.Tomaten gehören zu den beliebtesten Lebensmitteln. Kinder haben besonders bei Wachstumsschüben häufig ihre „Nudel- Ketchup Phasen". Wer wächst, braucht Kraft und Saft. Die Nudeln liefern die Kraft, die Tomaten den Saft.

Geschmack, Energie
- Süß, leicht sauer, kühl bis neutral (gekocht)
- Befeuchtend

Wirkrichtung
Roh:
- Roh kühlen sie Hitze im Körper
- Bremsen überhitzten Stoffwechsel

Gekocht
- Befeuchten stark die Organe
- Bringen Saft und Spannkraft in die Haut, die Schleimhäute
- Unterstützen die Blutbildung
- Bremsen übermäßiges Schwitzen
- Regen die Verdauungsorgane an
- Stärken die Bauchspeicheldrüse
- Leiten überschüssiges Wasser aus
- Wirken schleimlösend
- Reinigen den Darm
- Schützen die Schleimhäute
- Unterstützen die Sehkraft
- Besitzen Krebs vorbeugende Eigenschaften
- Wirken Stimmung aufhellend

Zubereitung
Tomaten geben Salaten einen besonderen Geschmack und eine attraktive Farbe. Sie sind dekorativ und schmackhaft zugleich. Selbst der Suppenkasper wird bei einer Tomatensuppe nicht nein sagen. Tomatenmark ist in jeder Küche zuhause. Tomaten bilden häufig die Grundlage für Pesto oder Brotaufstriche. Ob auf Pizzas, in Aufläufen, in der Pfanne oder im Backofen: Tomaten machen immer eine gute Figur.

Vorsicht
Grüne Tomaten enthalten Stoffe, die giftig wirken können. Rohe Tomaten sind leicht kühlend. Je reifer sie sind, desto leichter sind sie verdaulich. Cocktailtomaten sind die bekömmlichste Variante. Es wird wegen dem hohen Gehalt an Oxalsäure bei Nierenkrankheiten von hohem Konsum abgeraten.

Der besondere Tipp

Im Klimakterium treten häufig Symptome wie trockene Haut und Schleimhäute auf. Die Hitzewallungen und der Nachtschweiß werden in der TCM als ein Mangel an „kühlenden Säften" erklärt. Versuchen Sie mal abends vor dem Schlafengehen ein bis zwei Gläser Tomatensaft zu trinken. Der Saft befeuchten dann den Körper. Dadurch wird die Hitze, die durch die fehlende kühlende Flüssigkeit entsteht, reduziert.

Wichtige Inhaltsstoffe

2,5% Kohlenhydrate, 1% Eiweiße, 0,2% Fette, Vitamine A, B1, B2, C, E, Kalzium, Magnesium, Eisen, Zink, Kalium, Phosphor, Kobalt, Nickel.

Zucchini

In gewisser Weise sind sie ein „Mittelding" zwischen Gurken und Kürbissen oder Melonen. Sie enthalten weniger Wasser als Gurken, dafür mehr Vitalstoffe. Sie haben kaum Kalorien und weniger Zucker als Kürbisse. Inzwischen gibt es viele Züchtungen. Zu den grünen Zucchini gesellen sich gelbe und orangene Sorten.

Sie sind in ihrer Wirkung den Gurken und Kürbissen recht ähnlich. Sie befeuchten und kühlen. Eigentlich waren sie ein klassisches Sommergemüse. Da sie aber so vielfältig einsetzbar sind, bekommt man sie heute das ganze Jahr über in den Gemüseabteilungen.

Geschmack, Energie
- Süß, leicht bitter, kühl
- Säfte aufbauend, leicht entwässernd

Wirkrichtung
- Kühlt „Sommerhitze", senkt Fieber
- Hilfreich bei entzündlichen Krankheiten
- Nährt das Yin, baut Säfte auf
- Wirkt bei Hitze beruhigend, absenkend
- Bei trockenen Schleimhäuten, trockener Haut
- Wirkt leicht abführend
- Regt die Harnorgane an, leitet überschüssiges Wasser aus
- Wirkt entgiftend, regt die Leber an

Zubereitung
Zucchini eigen sich bestens als Pfannengemüse. Auch im Wok, als Suppengemüse, als Ratatouille oder in Aufläufen kommen sie gerne zum Einsatz. Man kann größere Zucchini gut füllen. Sie eignen sich für herzhafte oder sogar süße Gerichte.

Vorsicht
Rohe Zucchini sind ziemlich kühl in ihrer Energie. Also lieber etwas Vorsicht bei der Menge, wenn man geschwächt ist oder friert. Die Folge können leicht Bauchschmerzen und Verdauungsstörungen sein.

Der besondere Tipp
Kaufen sie lieber einige kleinere als große Zucchini. Sie enthalten mehr Vitalstoffe. Bereiten Sie sich sie mal eine vegane Zucchinicremesuppe. Zucchini eignen sich hervorragend als Suppen und geben einen richtig edlen Hintergrund, wenn man diese püriert.

Wichtige Inhaltsstoffe
Ca. 2,5% Kohlenhydrate, 2% Eiweiße, 0,3% Fette,
Vitamine B1, C, E, Beta Carotin, Folsäure, Chlorophyll, Selen, Kalium, Phosphor, Mangan, Zink.

Zwiebeln

Für sehr viele Ernährungstherapeuten der Vergangenheit und der Gegenwart ist die Zwiebel das „Lieblingsheilmittel". Kaum ein Nahrungsmittel, ein Kraut oder Medikament hat auf so viele Organe einen heilenden Einfluss wie die Zwiebel. Sie gehört zu den wirklich wärmenden und kräftigenden Nahrungsmitteln. Sie stärkt die Lebenskraft, die inneren Organe, gleichzeitig säubert und putzt sie den ganzen Körper.
Die Zwiebel ist eine der ältesten Kultur- und Heilpflanzen. Ihre Beschreibungen in alten Büchern nehmen sehr viel Platz ein!

Geschmack, Energie
- Scharf, süß, warm bis heiß
- Befeuchtend, entgiftend

Wirkrichtung

- o Wärmt innen und außen
- o Unterstützt Fruchtbarkeit und Potenz
- o Gibt Kraft und Widerstandfähigkeit
- o Kräftigt und reinigt die Lunge
- o Stärkt das Immunsystem, die Abwehrkraft
- o Bei Erkältungskrankheiten
- o Befeuchtet und reinigt die Schleimhäute
- o Unterstützt die Blutbildung
- o Bringt die Verdauungsorgane in Schwung
- o Wirkt krampflösend und durchblutungsfördernd
- o Regt den Appetit an
- o Enthält krebshemmende Wirkstoffe
- o Reinigt den Darm, beseitigt Pilze und Fäulnisbakterien
- o Kräftigt das Herz und die Nerven
- o Reinigt und belebt den Geist

Rohe Zwiebeln

Rohe Zwiebeln haben eine deutlich schärfere Wirkung als gekochte Zwiebeln. Sie wirken schweißtreibend. Sie wirken sehr
direkt auf die Schleimhäute, weswegen sie bei Erkältungskrankheiten zum Einsatz kommen. Rohe Zwiebeln sind aber nicht so
leicht verdaulich. Deshalb sollte man sie möglichst klein hacken
und auch nicht zu viele davon essen.

Zubereitung

Rohe Zwiebeln finden sich in vielen Salaten. Zwiebelringe sehen auch sehr dekorativ aus.

Gekochte Zwiebeln entfalten ihre tonisierende Wirkung.

Wenn ein Gericht kräftig und wärmend sein soll, dann darf die Zwiebel nicht fehlen. Ob in Suppen, als Belag auf der Pizza, in Eintöpfen, Aufläufen usw.: Zwiebeln sind sehr anpassungsfähig und wenn man nur eine geringe Menge dazu gibt, bleiben sie geschmacklich eher im Hintergrund.

Vorsicht

Zwiebeln sollte man nach dem Schälen möglichst schnell verwerten.

Auch zu stark in der Pfanne erhitzen sollte man sie nicht, es würden viele wertvolle Vitalstoffe verloren gehen.

Menschen, die schon einen zu hohen Stoffwechsel haben und leicht ins Schwitzen kommen, sollten besonders bei rohen Zwiebeln vorsichtig sein. Dies kann den ohnehin hohen Stoffwechsel und auch den Blutdruck schnell nach oben treiben.

Der besondere Tipp

Bei „frischen" Infektionskrankheiten hat sich eine Zwiebelsuppe mit etwas Honig/Sirup, Salz und Pfeffer oder Meerrettich sehr bewährt.

Es treibt mit dem Schweiß die Krankheit nach außen, spendet Wärme und Kraft und stärkt das Immunsystem.

Überhaupt ist die Zwiebel eines der besten Mittel bei einer geschwächten Lunge bzw. bei einem schwachen Immunsystem.

Wichtige Inhaltsstoffe

Ca. 5% Kohlenhydrate, 1,2% Eiweiße, 0,3% Fette,
Vitamine B1, B2, B6, C, Kalium, Schwefel, Kalzium, Phosphor, Jod, Selen, Senföle, Fluor.

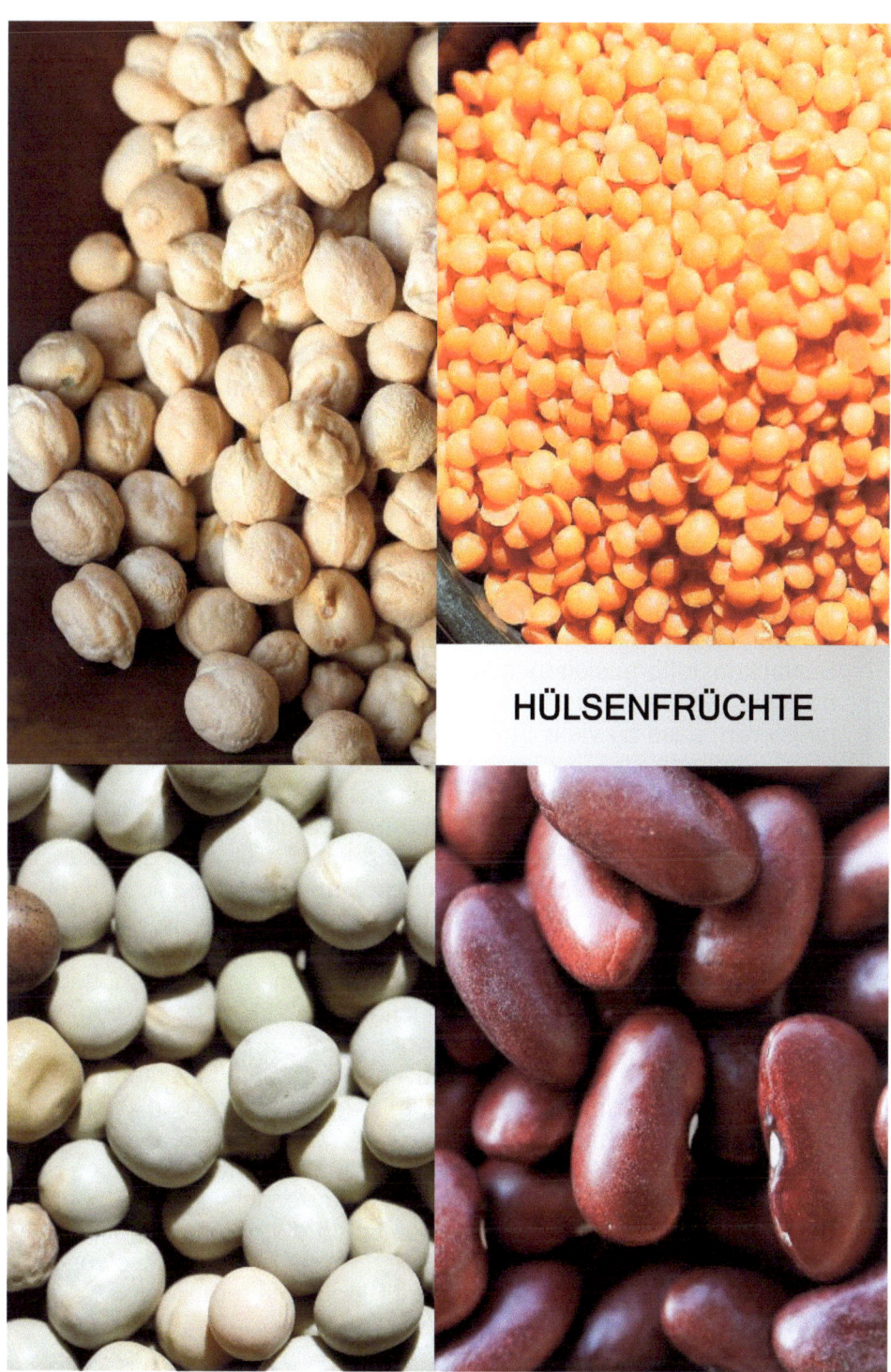

HÜLSENFRÜCHTE

Hülsenfrüchte

Hülsenfrüchte spielten in der Geschichte der Menschheit stets eine große Rolle. Schon im Alten Testament finden wir die Stelle, wo Esau an seinen Bruder Jakob sein Erstgeborenenrecht für ein Linsengericht verkaufte.

Da Hülsenfrüchte aber stets viel preiswerter waren als tierische Produkte oder Getreide, bekam es wie so viele preiswerte Lebensmittel den Ruf von einem „arme Leute Essen". Diese „armen Leute" waren aber meist viel gesünder als die Wohlstandsbürger. Der enorm hohe Anteil an hochwertigem Eiweiß macht Bohnen und Co. für die vegane Ernährung so interessant. Aminosäuren sind an allen Prozessen des Körpers beteiligt und spielen eine zentrale Rolle beim Aufbau von Körperstrukturen. Inzwischen hat es sich herumgesprochen, dass Hülsenfrüchte nicht alle wichtigen Aminosäuren enthalten. Kombiniert man sie aber mit Getreide, so erhält man Eiweißwerte, an die selbst tierische Lebensmittel nicht herankommen. Während tierische Eiweiße verschlackend wirken, haben Hülsenfrüchte eine Wasser und Schlackenstoffe ausleitende Wirkung. Gerade weil Veganer gerne viele Gerichte mit Hülsenfrüchten genießen, kann es leicht passieren, dass zu viele Säfte aus dem Körper gezogen werden und Symptome von Trockenheit entstehen. Dies kann und sollte man mit „befeuchtenden" Lebensmittel wieder ausgleichen.

Leider ist auch die Art der gesunden Zubereitung von Hülsenfrüchten teilweise in Vergessenheit geraten. Es ist wichtig, diese (am besten über Nacht) einzuweichen. Danach sollten sie lange (ohne Salz!) gekocht werden.

Es gibt Diskussionen, ob das Einweichwasser weggeschüttet werden soll. Bei Bohnen ist das sicher empfehlenswert. Versuchen ansonsten, was ihnen besser bekommt.

Da Hülsenfrüchte viele unverdauliche Ballaststoffe enthalten, können sie sehr unangenehme Blähungen verursachen, wenn man diese Ratschläge nicht einhält.

Auch sollten Menschen, die bislang keine Hülsenfrüchte gegessen haben, bei der Menge zu Beginn eher vorsichtig sein. Nach und nach gewöhnt sich der Organismus an die durchaus gesunden Ballaststoffe. Grundsätzlich hilft es, wenn man einige Gewürze beifügt, die lecker schmecken und Blähungen reduzieren.

In der TCM gibt es Diskussionen, ob Hülsenfrüchte kühlend oder wärmend wirken. Im gekeimten, rohen Zustand sind Hülsenfrüchte ziemlich kühl und auch schwer verdaulich. Wenn man aber Hülsenfrüchte lange kocht, bleibt von der kühlenden Wirkung nichts übrig.
Sie nehmen Wärme auf und geben ihre große Energie dann gerne weiter. Alle sind sich darüber einig, dass Hülsenfrüchte wahre Kraftpakete sind. Da sie entschlackend wirken und sehr wenige Kalorien haben, sind sie wahre „Schlankmacher - Powermittel".

Rote Bohnen
Kidney Bohnen/weiße Bohnen

Sie sind sehr nahrhaft und gelten als große Kraftspender. Bei Erschöpfungszuständen bringen sie die Lebenskraft zurück. Sie wirken weniger entwässernd als andere Bohnenarten und eignen sich daher auch für den eher trockenen Menschen. Sie bauen gesunde Körperstrukturen auf und wirken Blut bildend. Da sie entschlackend wirken, eignen sie sich immer dann, wenn der Körper mit Schlackenstoffen belastet ist.

Geschmack, Energie
- Süß, neutral
- Entwässernd

Wirrichtung
- o Geben Lebenskraft
- o Tonisieren und kräftigen die Organe
- o Stärken das Immunsystem
- o Stärken die Nerven, wirken beruhigend
- o Sehr nahrhaft mit wenigen Kalorien!
- o Wirken entschlackend und entwässernd
- o Senken den Cholesterinspiegel
- o Beugt Arteriosklerose vor
- o Helfen bei rheumatischen Beschwerden
- o Ziehen übermäßige Hitze aus dem Körper

Zubereitung

Je dicker die Hülsenfrüchte sind, desto länger sollte man diese einweichen und dann lange kochen: Die „dicken Bohnen" kann man ein bis zwei Stunden lang kochen, auf jeden Fall solange, bis diese weich sind. Wegen dieser langen Kochzeit macht es Sinn, Bohnen vorzukochen. Im Kühlschrank halten diese mehrere Tage. Bohnen sind sehr vielfältig einsetzbar. Besonders lecker sind diese in Bohnensuppen, Eintöpfen, Aufläufen. Sie eignen sich zu Nudeln, Lasagne, zu vielerlei Gemüse, auch zu Salaten. Auch als Antipasti eignen sich die dicken Bohnen und sind im Mittelmeerraum gerne auf Vorspeisentellern zu finden. Man kann Bohnen auch pürieren und so leckere Soßen herstellen.

Vorsicht

Wer lange Zeit keine oder wenig Hülsenfrüchte gegessen hat, sollte gerade bei Bohnen am Anfang einer Umstellung die Menge recht niedrig halten. Ein negatives Erlebnis gleich zu Anfang bringt mehr Frust als Lust. Wie erwähnt, wirken Hülsenfrüchte entwässernd. Um eine Austrocknung zu vermeiden, sollten befeuchtende Lebensmittel in den Speiseplan mit aufgenommen werden. Da bei Hülsenfrüchten einige Eiweißbausteine fehlen, sollte stets ein Anteil an Getreide beigefügt werden. Wegen des hohen Puringehaltes wird Gichtkranken geraten, weiße Bohnen zu meiden.

Der besondere Tipp

Bei einer Abwehrschwäche kann eine Suppe sehr helfen, die Bohnen, Zwiebel und Hafer als Grundbausteine hat. Alle drei unterstützen die Lebenskraft und unterstützen das Immunsystem Dieses „Minirezept" sollte ausgebaut werden, damit es schmeckt.
.

Wichtige Inhaltsstoffe

Ca. 35% Kohlenhydrate, 21% Eiweiße, 1,5% Fette, Vitamine A, B1, B2, C, Beta Carotin, Kalium, Eisen, Phosphor, Magnesium,

---

Azukibohnen

Die recht kleinen Azukibohnen sind schneller gekocht als die dicken Bohnen. Sie schmecken ein klein wenig säuerlich. In der Wirkung gibt es zu den großen Bohnen keine großen Unterschiede.

(Gelbe) Sojabohne

Soja gehört in Asien zu den absoluten Grundnahrungsmitteln. Bis vor kurzem trank man in Ostasien kaum Milch. Die „Kuh Chinas" war und ist die Sojabohne. Schon nach dem Abstillen gab man den Kleinkindern einen Brei mit einem Anteil Sojamilch oder Tofu. Keine andere Hülsenfrucht wird zu so vielen Produkten weiterverarbeitet wie die Sojabohne. Tofu ist inzwischen auch in unseren Supermärkten angekommen. Auch die schwarze Sojasoße ist in modernen Küchen überall zu finden. Soja enthält mehr hochwertiges Eiweiß als etwa Rindfleisch oder Milch. Kombiniert mit Getreide erhält man alle für das gesunde Leben nötigen Eiweiße. Dabei fehlt das Purin, welches Krankheiten wie Gicht verursacht. Auch eine Menge hochwertige Fette finden sich darin, und das ohne jedes Cholesterin!
Der hohe Eisengehalt nährt unser Blut und bringt Sauerstoff und Leben in den Organismus.

Inzwischen hat es sich herumgesprochen: Sojabohnen lindern Wechseljahrbeschwerden. Ihre natürlichen Phytoöstrogene führen dazu, dass in Asien die Beschwerden des Klimakteriums deutlich weniger ausfallen als bei uns. Gleichzeitig wirken gerade diese Stoffe vorbeugend vor vielen Krebsarten.

Der hohe Lezithingehalt fördert die Funktionen des Nervensystems. Sie helfen bei der geistigen Arbeit, wirken beruhigend und durchblutungsfördernd. Wie alle anderen Hülsenfrüchte wirken sie entschlackend und Wasser ausleitend.
Der Handel mit Soja ist ein sehr einträgliches Geschäft. Von Spritzmitteln über fragwürdige Zusatzstoffe bis hin zur Gen veränderten Anbauweise muss die Sojabohne so einiges ertragen. Deshalb empfiehlt es sich dringend, nur biologische Qualität einzukaufen. Dann ist diese eine wahre Schatzkammer an gesunden Inhaltsstoffen.

Geschmack, Energie
- Süß, leicht kühl
- Säfte aufbauend, entwässernd

Wirkrichtung

o Stärken die Lebenskraft
o Helfen, Körperstrukturen aufzubauen
o Helfen bei Wechseljahrbeschwerden
o Wirken entschlackend und entwässernd
o Haben Krebs vorbeugende Wirkung
o Stärken die Nerventätigkeit, das Gehirn
o Senken den Cholesterinspiegel
o Regen die Verdauungsorgane an
o Beugen Arteriosklerose vor
o Helfen bei rheumatischen Beschwerden
o Ziehen übermäßige Hitze aus dem Körper
o Bei entzündlichen Krankheiten

Zubereitung

Die Sojaprodukte werden im Anschluss besprochen. Natürlich kann man Sojabohnen auch einweichen und kochen wie andere Hülsenfrüchte.

Vorsicht

Sojabohnen und einige ihre Produkte sind recht schwer verdaulich. Deshalb ist die richtige Zubereitung äußerst wichtig.
Auch hier gilt: Einweichen und sehr lange kochen. Dies baut die Kohlenhydrate ab, die zu starken Blähungen führen können (sogenannte Oligosaccharide).
Bei Fertigprodukten sollte man unbedingt auf biologische Qualität achten, da gerade hier die Industrie gerne alle möglichen Zusatzstoffe verwendet. Auch gibt es immer mehr genveränderte Sojabohnen.

Wichtige Inhaltsstoffe

Ca. 6,5% Kohlenhydrate, 35% Eiweiße, 18% Fette,
Vitamin E, Carotinoide, B Vitamine, Folsäure, Lezithin, Eisen, Magnesium, Kalium, Kalzium, Selen.

Tofu

Beginnen wir mit der traditionellen Herstellung von Tofu: Dazu werden die Sojabohnen über Nacht eingeweicht. Dann gibt man Quellwasser hinzu und vermahlt die Bohnen. Man trennt nun die Faserstoffe und Schalen ab, so entsteht Sojamilch. Diese wird mit Meerwasserextrakt (Nigari) versetzt, was zur Flockenbildung führt. Diese Tofuflocken werden aufgefangen und meist leicht in Formen gepresst. Diese Rohmasse kann nun auf verschiedene Art und Weise weiterverarbeitet werden. Tofu spielt in der veganen Küche eine wichtige Rolle. Seine hochwertigen Eiweiße nähren seit Jahrhunderten die ostasiatische Bevölkerung. Tofu ist kühl in seiner energetischen Wirkung, weswegen ihn Menschen, die frieren, besser warm zubereitet genießen sollten. Er wirkt Säfte aufbauend und befeuchtet.

Geschmack, Energie
- Süß, kühl
- Befeuchtend

Wirkrichtung
o Nährt und befeuchtet
o Nährt die Säfte, das Blut
o Stabilisiert die Substanz
o Wirkt beruhigend und ausgleichend
o Leitet übermäßige Hitze aus
o Hilft bei klimakterischen Beschwerden
o Hilft bei Hitzewallungen und Nachtschweiß

Zubereitung.
Tofu ist nun im Westen wirklich angekommen. Beliebt sind bei uns vor allem die Bratlinge und Pfannengerichte, auch als Fleischersatz. Tofu ist allerdings so vielseitig, dass es inzwischen ganze Kochbücher zum Thema Tofu gibt.
Da Tofu recht wenig Eigengeschmack besitzt, ist er vielseitig verwendbar. Versuchen Sie Tofu als Grundlage von Brotaufstrichen, als Füllung z.B. in Lasagne oder Quiches oder in Wok Gerichten. Würzen Sie Tofu scharf mit Chili, Pfeffer oder Ingwer. Es passen frische Kräuter wie Schnittlauch oder Petersilie. Tofu eignet sich als Schaschlik oder als Burger.

Vorsicht

Der unverarbeitete Tofu hat eine recht kühle Energie und ist nicht leicht verdaulich. Deshalb passt er hervorragend für Menschen mit hohem Stoffwechsel. Dagegen sollten Menschen, die frieren, ihn besser kochen, backen, braten usw., ihn sozusagen „yangisieren". Dann wird er energetisch wärmer und leichter verdaulich.

Der besondere Tipp

Wer seine Eiweißversorgung mit veganer Ernährung sicherstellen will, sollte zu Gerichten aus Hülsenfrüchten und Getreideprodukten greifen. Hier bietet sich die Kombination mit Seitan an, da dieser aus Weizeneiweißen gewonnen wird. So erhält man in seiner Pfanne einen kaum zu schlagenden Eiweißcocktail.

Mungbohne (Grüne Sojabohne)

Sie ist zwar mit der Sojabohne verwandt, hat aber eine durchaus andere Wirkung. Sie ist deutlich kühler. Da sie einen leicht bitteren Geschmack besitzt, wirkt sie stärker ausleitend und entgiftend. Besonders beliebt in der asiatischen Küche sind die Sprossen der Mungbohnen. Sie werden gerne mitgekocht oder angedünstet. Roh sollte man diese besser nur in geringen Mengen verzehren, da sie recht schwer verdaulich sind.

Geschmack, Energie
- Süß, leicht bitter, kühl
- Entwässernd

Wirkrichtung

Mungbohnen haben grundsätzlich eine ähnliche Wirkrichtung wie andere Bohnenarten. Der Unterschied besteht darin, dass sie eine stärker entgiftende und entwässernde Wirkung besitzen. Auch leiten sie Hitze aus dem Körper aus.

Zubereitung

Mungbohnen als Sprossen zu ziehen, ist kein Problem. Allerdings sollte man besonders auf gute, keimfähige Qualität achten. Sie schmecken besonders knackig und lecker in gedünstetem Gemüse. Natürlich passen sie auch zu Suppen oder Aufläufen. Man sollte sie nur nicht zu lange kochen, da sie sonst ihren Biss verlieren.

Vorsicht

Als Rohkost sind sie nicht so gut geeignet, da sie recht schwer verdaulich und auch sehr kühl in ihrer Wirkung sind. Sie können dann leicht Bauchschmerzen oder andere Verdauungsbeschwerden verursachen. Mungbohnen haben von allen Hülsenfrüchten die kälteste Energetik. Auch wirken sie deutlich entwässernd. Wer also friert und wem die Körpersäfte fehlen, sollte lieber auf andere Sorten ausweichen.

Wichtige Inhaltsstoffe
Ähnlich wie bei der gelben Sojabohne.

Erbsen

Erbsen sind die süßeste Variante der Hülsenfrüchte. Sie enthalten mehr Zucker als die meisten anderen Hülsenfrüchte. Sie sind auch etwas leichter verdaulich als Bohnen. Der Zucker geht langsam ins Blut, was sie für Diabetiker interessant macht. Erbsen gehören zu den alten Kulturgütern unserer Zeit. Im Herbst und Winter gehörte die Erbsensuppe zu den „Warmmachern" und Kraftsuppen.

Geschmack, Energie
- Süß, neutral bis leicht kühl
- Säfte aufbauend, leicht entwässernd

Wirkrichtung
- Stärken die Verdauungsorgane
- Tonisieren und kräftigen die Organe
- Sinnvoll bei Diabetes
- Stärken die Nerven, wirken beruhigend
- Wirken entschlackend und entwässernd
- Senken den Cholesterinspiegel
- Beugen Arteriosklerose vor
- Helfen bei rheumatischen Beschwerden
- Ziehen übermäßige Hitze aus dem Körper

Zubereitung

Der Klassiker ist sicher die Erbsensuppe. Gerade in der kalten Jahreszeit schmeckt sie besonders gut.

Erbsen passen zu vielen Gerichten. Versuchen sie es mal indisch mit Curry und Zwiebeln.

Vorsicht

Wie alle Hülsenfrüchte sollte man sie einweichen und lange kochen. Erbsen benötigen aber kürzere Garzeiten als Bohnen.

Der besondere Tipp

Sportler müssen sehr auf ihre Muskelarbeit achten. Dabei ist es wichtig, nicht zu leicht verdauliche Kohlenhydrate zu verwenden. Hier bieten sich Erbsen an, da sie viel langsam verdaulichen Zucker enthalten. Gleichzeit hilft die große Menge an hochwertigem Eiweiß, Muskeln und Körpergewebe aufzubauen, ohne die verschlackende Wirkung von tierischen Eiweißen zu haben.

Wichtige Inhaltsstoffe

Ca. 41% Kohlenhydrate, 23% Eiweiße, 1,5% Fette,
Vitamine B1, B2, Beta Carotine, Vitamin C, Pantothensäure, Folsäure, Kalium, Kalzium, Phosphor, Eisen, Magnesium, Schwefel.

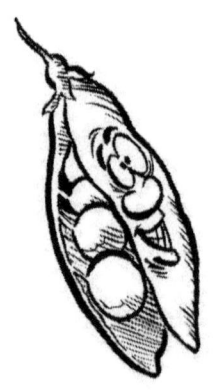

Kichererbsen

Im Süden und Osten kennt sie jeder: Die nussartig schmecken-
de Kichererbse. Aus ihr werden z.B. Falafeln hergestellt, die
über Dönerbuden und Jahrmärkten nun in unsere Küche Einzug halten. Sie haben einen höheren Fettgehalt als andere
Hülsenfrüchte. Dies erhöht ihren Energiegehalt, was sie in
vielen Ländern zu einem Hauptnahrungsmittel gemacht hat.

Geschmack, Energie
- Süß, neutral
- Entwässernd

Wirkrichtung
o Tonisieren und kräftigen die Organe
o Nahrhaft und Kraft spendend
o Sinnvoll bei Diabetes
o Stärken die Nerven, wirken beruhigend
o Wirken entschlackend und entwässernd
o Regen die Verdauung an
o Senken den Cholesterinspiegel

Zubereitung
Kichererbsen sind in vielen Kulturen ein sehr variabel eingesetz-
tes Lebensmittel. Man kann sie wie alle Hülsenfrüchte in Suppen
usw. verwenden. Man kann sie pürieren und zu Brei verarbeiten.
So kann man sie zu Burgern, Pfannengerichten, Füllungen verarbeiten. Die Falafel ist sicher das bekannteste Gericht. Inzwischen
halten solche Gerichte Einzug in die Spitzenrestaurants.

Vorsicht
Wie alle Hülsenfrüchte sollte man sie einweichen und lange kochen. Kichererbsen benötigen kürzere Garzeiten als Bohnen.

Der besondere Tipp
Keimen sie Kichererbsen einige Tage, bis sie Triebe bilden. Kochen sie diese einige Minuten bei schwacher Hitze. Anschließend
abtropfen lassen, dann in der Pfanne mit Sesamöl, Salz und
Pfeffer anbraten. Sie werden neue Freunde bekommen....

Wichtige Inhaltsstoffe
44% Kohlenhydrate, 19% Eiweiße, 6% Fette, Vitamine A, B, C, E,
Folsäure, Magnesium, Kalium, Kalzium, Eisen, Phosphor, Zink.

Linsen

Nach langer Zeit der allgemeinen Verachtung als „Arme Leute Essen" halten Linsen wieder Einzug in die Gesundheitsküche. Ernährungswissenschaftler haben ein neues Lieblingsobjekt entdeckt. Hochwertige Eiweiße und erstaunlich viele Kohlenhydrate verbinden sich mit einem hohen Gehalt an Eisen und einem Cocktail an weiteren Vitalstoffen. Dabei sind Linsen die am leichtesten verdaulichen Hülsenfrüchte. Dies erklärt die Bedeutung der Linsen über Jahrtausende für die Volksgesundheit vieler Kulturen.

Übrigens lagert die Bundeswehr für Notfälle unter anderem riesige Mengen Linsen ein, was ja für die enorme Kraft der kleinen Hülsenfrüchte spricht.

Geschmack, Energie
- Süß, neutral
- Leicht entwässernd

Wirkrichtung
- Tonisieren die Lebenskraft
- Bei Burn Out und Erschöpfung
- Nahrhaft und Kraft spendend
- Regen die Verdauung an
- Wirken Blut bildend
- Stärken die Nerven, wirken beruhigend
- Wirken entschlackend und entwässernd
- Senken den Cholesterinspiegel

Zubereitung

Auch hier ist die Suppe nach wie vor die wichtigste Speise. Geht man in die indische Küche, so findet man viele Rezepte und Möglichkeiten. Dal heißt die wichtigste Speise. Dies ist ein Grundrezept, das auf vielerlei Weise zubereitet wird. Zu Brei verarbeitet, kann man Linsen als Füllung z. B. bei Paprika verwenden, für Frikadellen, als Unterlage von gebackenen Gerichten.

Neulich las ich auf einer Speisekarte einen interessanten Namen für ein Linsengericht:

„Esaus Verführung..."

Vorsicht

Linsen sind die mildesten Hülsenfrüchte. Selbst wenn man sie nicht vorher einweicht, sind sie leicht verdaulich. Trotzdem sollte man sie gut durchkochen, das schont den Darm empfindlicher Menschen.

Der besondere Tipp

Zu Omas Zeiten gab es ein Geheimrezept für die Verdauungsschwäche:
Linsen mit Dörrpflaumen: Beide über Nacht einweichen und am folgenden Tag mit Nüssen oder Öl kochen.
Das bringt den trägsten Darm in Gang!

Wichtige Inhaltsstoffe

Ca. 41% Kohlenhydrate, 23% Eiweiße, 1,5% Fette,
Vitamine A, B1, B6, E, Lezithin, Eisen, Kalium, Magnesium, Kalzium, Kupfer.

Die roten und gelben Linsen

sind am leichtesten verdaulich und sehr bekömmlich. Ihre Energie ist wärmend. Sie gelten in Asien als eine Quelle für die Lebenskraft. Sie sind die Grundlage für Dal, dem indischen Nationalgericht.
Inzwischen gibt es sogar Nudeln aus roten Linsen.

Die schwarzen Belugalinsen

gehören zu den kleinsten Sorten. Sie heißen auch „Kaviarlinsen", weil sie neben der schwarzen Farbe besonders schmackhaft sind. Sie verkochen nicht so leicht und eignen sich daher auch als Beilage. Sie halten gerade Einzug in die besseren Restaurants.

Tellerlinsen

sind die europäische Variante. Sie werden gerne zu Brei verarbeitet, da sie eine feste Konsistenz ergeben.

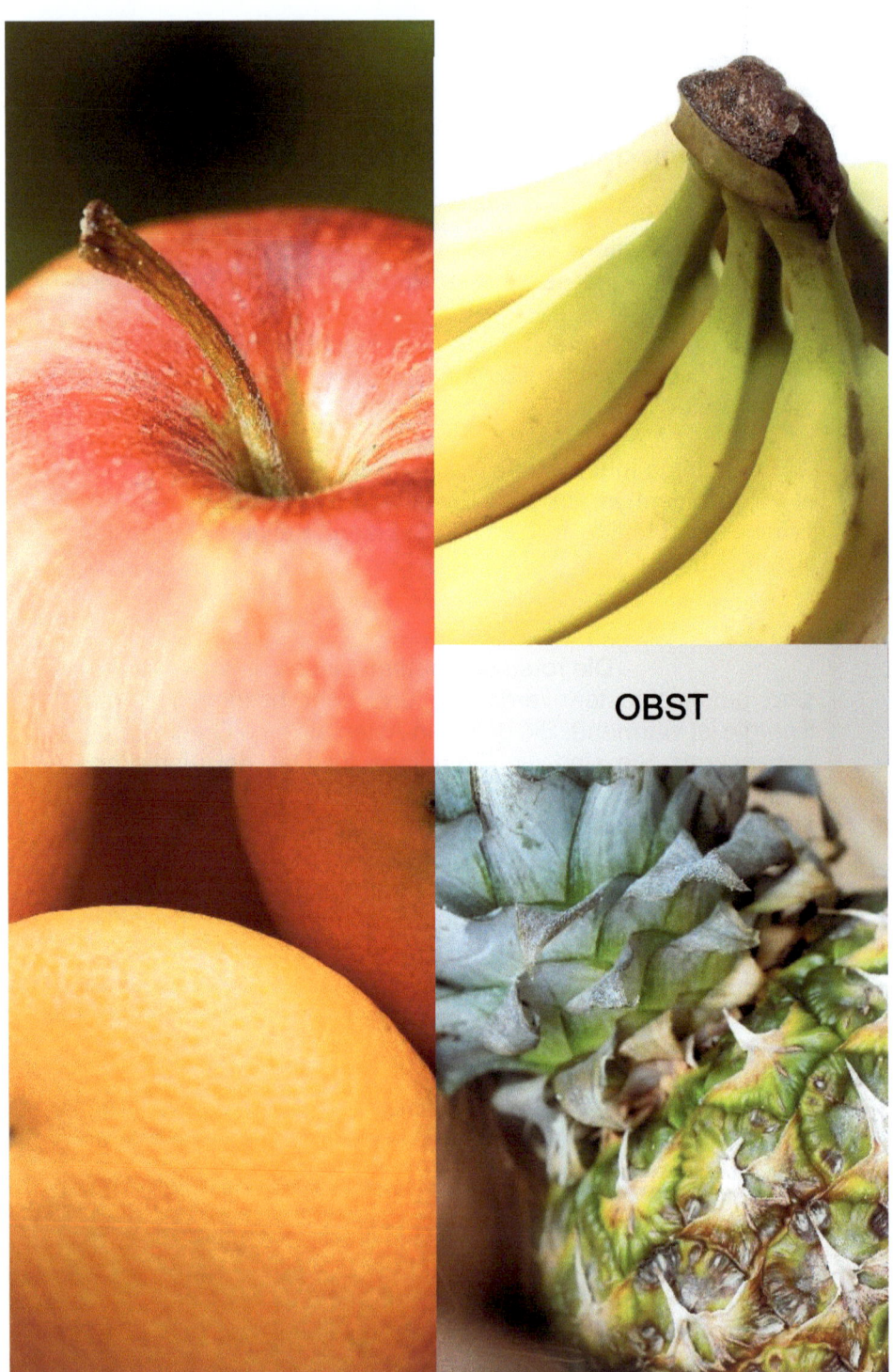

OBST

Obst

Obstsorten enthalten sehr viele Vitamine und Vitalstoffe. Die meisten Obstsorten speichern sehr viel Wasser und eine Menge Zucker. So versorgt uns Obst vor allem mit befeuchtenden Säften und mit Energie. Energetisch sind die meisten Sorten eher kühlend, weswegen diese keine echten Kraftmittel sind. (Gekochtes Obst ist energetisch nicht mehr kühlend.) Es gelten ähnliche Hinweise wie für Gemüse:
Rote, reife, süße Sorten sind viel leichter verdaulich als grüne, unreife, saure oder bittere Sorten. Deshalb sollten geschwächte Menschen, die frieren, lieber reifes, süßes Obst essen. Scharfe, warme Gewürze wie Zimt oder Ingwer gleichen die kühlende Wirkung zusätzlich aus. Bereitet man aus Obst Kompott mit scharfen Gewürzen wie Zimt oder Ingwer, bekommt man eine sehr leicht verdauliche Schonkost, die neben Säften auch die Kraft aufbaut. Wie beim Gemüse geben wir auch hier einen interessanten Hinweis:
Viele Obstsorten wirken, wie vielen Gemüsesorten, Säfte aufbauend und entwässernd gleichzeitig. Dies ist auf dem ersten Blick ein Widerspruch. Sehr saftige Obstsorten wie etwa Mandarinen oder Erdbeeren enthalten sehr viel Wasser und auch sehr viele Zuckerstoffe, Salze und Mineralien. Das Wasser und die saftigen Anteile werden Dank der Mineralien in die Zellen aufgenommen und befeuchten so den Organismus. Weil diese Obstsorten aber auch entgiftende, ausleitende Stoffe wie etwa Kalium enthalten, ziehen sie überschüssiges Wasser aus dem Gewebe. Die Zellen werden sozusagen gespült. So entsteht das interessante Phänomen, dass bei „trockenen" Menschen saftiges Obst kaum entwässernd wirkt. Dagegen wirken Obstsorten wie Orangen, Birnen oder Ananas bei Menschen, die Wasser einlagern, deutlich harntreibend.

Trockenfrüchte

Sie wirken wie konzentriertes Obst, denen man Wasser fast ganz entzogen hat. Meist enthalten sie eine Menge Zucker. Da sie so trocken sind, benötigt der Körper zunächst sehr viel „eigenes" Wasser, um sie sozusagen einzuweichen. Sehr trockene Menschen sollten deshalb viel Wasser beim Genuss von Trockenfrüchten trinken. Auch sollten sie diese langsam essen und gut kauen. So bringt man die Verdauungsorgane in Schwung.

Trockenfrüchte sind Kraftpakete, die schnell Energie bringen und den Körper nicht austrocknen, wenn man dazu genügend trinkt. Sie sind die Grundlage von „Studentenfutter", was auch die Nerven stärkenden Eigenschaften von Trockenfrüchten zeigt.

Ananas

Die Ananas wird meist roh verzehrt. Sie bremst erhöhten Stoffwechsel, Heißhunger und Durst. Sie erzeugt Körpersäfte und stärkt die Verdauungssäfte. Bei Verstopfung durch Trockenheit wirkt sie abführend. Trockener Reizhusten wird durch sie gelindert. Die Ananas enthält viele Enzyme, die gegen Entzündungen im Körper wirken. Wie viele andere Obstsorten, leitet die Ananas überschüssiges Wasser aus dem Körper.

Geschmack:
- Süß, sauer, kühl
- Säfte aufbauend, entwässernd

Wirkrichtung
- Bremst erhöhten Stoffwechsel, gegen Durst und Heißhunger
- Erzeugt Körpersäfte und Verdauungssäfte
- Kühlt leichtes Fieber oder innere Hitze / „Sommerhitze"
- Verdauungsschwäche
- Abführend, bei Verstopfung durch Säftemangel
- Nährt das Blut
- Befeuchtet die Atemwege, bei trockenem Reizhusten
- Leitet überschüssiges Wasser aus dem Körper

Zubereitung

Je reifer sie ist, desto süßer und leichter verdaulich wird sie. Je grüner sie ist, desto kühler ist ihre Wirkung. Im Westen benutzt man die Ananas vor allem für Süßspeisen. In der asiatischen Küche findet man Ananas sehr gerne bei Gerichten mit süß-sauren Soßen. Da die Ananas die Verdauung ankurbelt, passt sie gut zu fettigen, herzhaften Gerichten. Kartoffel- oder Reisgerichte mit Ananas-Currysoße schmecken ganz vorzüglich. Versuchen Sie auch mal, Ananasscheiben kurz in der Pfanne anzubraten.

Vorsicht!
Sie wirkt abführend und sollte mit Vorsicht bei Durchfall verwandt werden. Menschen, die frieren, sollten sie reif und süß verwenden. Manche Menschen reagieren allergisch, insbesondere Hautreaktionen können bei gespritzten, unreifen Früchten auftreten.

Der besondere Tipp
Die Enzyme der Ananas haben eine umfangreiche Wirkung. Sie unterstützen den Organismus bei entzündlichen Prozessen wie etwa bei rheumatischen Beschwerden. Ihre Enzyme (vor allem Bromelain) finden sich in einigen Medikamenten.

Wichtige Inhaltsstoffe
Ca. 12,5% Kohlenhydrate, 0,5% Eiweiße, 0,2% Fette, Bromelain Vitamin C, Kalium, Jod, Magnesium, Eisen, Kupfer, Mangan, Zink.

Apfel

Seit Adam und Eva hat diese Obstsorte für Menschen eine paradiesisch anziehende Bedeutung...
Er ist die seit Generationen am meisten verwendete Obstsorte. Äpfel haben ein sehr weites Wirkspektrum. Weithin bekannt ist sein positiver Einfluss auf die Verdauung und die Schleimhäute der Verdauungsorgane. Die Quellstoffe (Pektine) sorgen für eine Aktivierung der Darmtätigkeit und eine geregelte Verdauung. Auch die Leber profitiert, denn Äpfel helfen bei der Entgiftung. Äpfel beruhigen und stärken die Nerven. Ihre Vitamine unterstützen das Immunsystem und stärken die Abwehrkraft.

Geschmack, Temperatur
- Süß, sauer, nach Sorte leicht bitter, kühl
- Befeuchtend, leicht entwässernd

Wirkrichtung
- o Reguliert die Verdauung, leicht abführend
- o Hilft bei entzündlichen Schleimhäuten
- o Hilft bei akuten und chronischen Durchfällen
- o Reinigt und entgiftet die Verdauungsorgane
- o Unterstützt die Entgiftung
- o Stärkt die Abwehrkraft
- o Stärkt den Appetit, erzeugt Verdauungssäfte
- o Beruhigend, „Nervennahrung"

Zubereitung

Rohe Äpfel

Haben eine kühlende Wirkung. Sie enthalten die meisten Vitamine. Sie eignen sich sehr gut zu Salaten, Frischkornmüsli, zu Tofu oder (Soja)joghurt.

Geriebene rohe Äpfel

Als leichtverdauliche Schonkost beruhigen sie die entzündliche Schleimhaut von Magen und Darm.

Gekochte / Gedünstete Äpfel / Kompott

Sind wärmer in der Wirkung und sehr gut für sehr geschwächte Menschen geeignet.

Apfelsaft

Erzeugt Verdauungssäfte und bringt den Appetit und Durst zurück.

Vorsicht!

Zu viele rohe Äpfel sind sicher ungesund und führen zu Bauchschmerzen. Man kann selbst bei den gesündesten Lebensmitteln Fehler machen!

Der besondere Tipp

Der bekannte österreichische Autor Wilfort weist darauf hin, dass bei Alkoholsucht eine Apfelsaftkur sehr hilfreich sein kann.

Wichtige Inhaltsstoffe

Ca. 11,5% Kohlenhydrate, 0,3% Eiweiße, 0,6% Fette, Vitamine C, Carotin, B Vitamine, Kalzium, Magnesium, Eisen, Natrium, Kalium, Pektine.

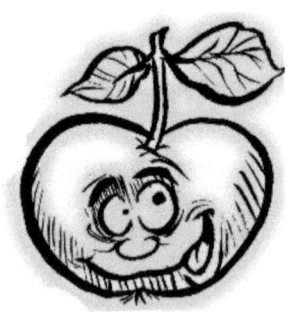

Aprikosen

Sie zählen zu den ältesten Kulturpflanzen der Welt. Aprikosen galten stets als Schönheitsmittel, insbesondere für die Frau. Sie enthalten viele befeuchtende Inhaltsstoffe, die besonders nährend für die Haut, Haare, Nägel und die Spannkraft allgemein wirken. Sie sind Blut aufbauend, allgemein nährend und kräftigend. Traditionell setzt man sie ein, um die Lunge zu reinigen und diese zu stärken. Sie enthält interessanterweise Salicylsäure, die antibiotisch wirkt und so die Abwehr stärkenden Eigenschaften erklären könnte. Ihre befeuchtenden Ballaststoffe sorgen auch für eine gute Verdauung. Sie schonen und schützen die Verdauungsorgane.

Geschmack, Temperatur
- Süß, leicht sauer, neutral
- Befeuchtend

Symptome und Beschwerden
- Bauen allgemein das Yin/Säfte auf
- Stärken und befeuchten die Haut, Haare, Nägel
- Geben Kraft und Ausdauer
- Wirken Blut aufbauend und Blut reinigend
- Reinigen und kräftigen die Lunge
- Stärken das Immunsystem
- Wirken leicht abführend

Zubereitung
Ähnlich wie Pflaumen, Feigen oder Datteln eignen sie sich nicht nur für die süße Küche. Sie finden sich in Marmeladen, Kuchen, Gebäck, aber auch in Aufstrichen, Soßen, Suppen oder Aufläufen. Getrocknete Aprikosen sind ein sehr gutes Mittel gegen Heißhunger auf Süß. Sie schmecken hervorragend, machen satt, geben Kraft und lassen einen die ungesunden Naschereien schnell vergessen.

Vorsicht!
Leider werden Trockenfrüchte oft sehr stark geschwefelt. Gerade Aprikosen enthalten deshalb häufig viel zu hohe Schwefelwerte. Das macht sie haltbarer aber auch bedenklich in ihrer Verwendung. Achten Sie also auf ungeschwefelte Ware.

Der besondere Tipp
Aprikosenkernöl ist ein „Geheimtipp" für die Schönheit und innere Pflege der Haut. Dem Mandelöl nahe verwandt, versorgt es die Haut, Haare und Nägel mit wertvollen Vitalstoffen. Es würde mich nicht wundern, wenn dieses Öl mal groß in Mode käme.

Wichtige Inhaltsstoffe
Ca. 9% Kohlenhydrate, 1% Eiweiße, 0,1% Fette,
Vitamine A, B1, B2, C, Kalium, Phosphor, Eisen, Kalium, Kalzium, Beta Carotin, Lycopin, Salicylsäure.

Bananen

Bananen enthalten sehr viel Stärke, die sich, je reifer sie werden, in Fruchtzucker wandelt. Deshalb sind unreife Bananen eher schwer verdaulich und gut für hitzige Menschen. Reife Bananen sind leicht verdaulich und bauen Kraft und Säfte auf. Bananen wirken sättigend und reduzieren den Appetit und den Durst. Sie wirken befeuchtend bei Trockenheit und Saftmangel.

Geschmack, Temperatur
- Süß, kühl bis neutral
- Befeuchtend, schleimend

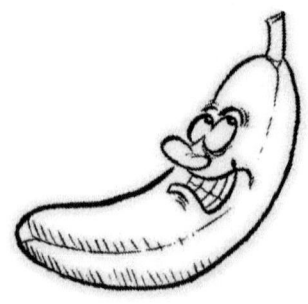

Wirkrichtung
o Wirken stopfend, gegen Durchfall
o Beruhigen, schützen gereizte Schleimhäute von Magen und Darm
o Bremsen Heißhunger und Durst, kühlen den „heißen Magen"
o Befeuchten trockene Haut und Schleimhäute
o Beruhigen das Nervensystem, schlaffördernd
o Stabilisieren die Blutzuckerkurve
o Geben Kraft und Ausdauer, Energiespender
o Helfen bei Übersäuerung des Organismus

Zubereitung
Unreife Bananen sind energetisch kühl. Sie sind eher schwer bzw. langsam verdaulich. Deshalb eignen diese sich besonders für „zu viel Yang", also bei Hitze und hohem Stoffwechsel.
Sie eignen sich hervorragend für Sportler und generell für Menschen, die hart körperlich arbeiten.
Reife Bananen sind leicht verdaulich und energetisch neutral. Sie wirken beruhigend, nährend und eignen sich als Aufbaumittel für Kinder und geschwächte Menschen.
Bananen passen besonders zu Süßspeisen. In ihren Herkunftsländern benutzt man sie auch in zahllosen anderen Gerichten.

Kontraindikation
Unreife Bananen sind ungeeignet für geschwächte Menschen.
Vorsicht bei Verstopfung, da Bananen stopfend wirken.
Für die Verdauung von unreifen Bananen benötigt der Verdauungsapparat viel Flüssigkeit (Wasser). Bei trockenen Menschen können harte Bananen lange im Magen liegen bleiben und Sodbrennen verursachen.

Der besondere Tipp
Bananen sind bei Glutenallergie (Sprue/Zöliakie) ein sehr gutes Mittel, um die sehr empfindliche Schleimhaut zu stabilisieren.

Wichtige Inhaltsstoffe
Ca. 20% Kohlenhydrate, 1,2% Eiweiße, 0,2% Fette,
Vitamine C, Pantothensäure, Folsäure, B2, B6,
Kalium, Magnesium, Phosphor, Mangan, Selen, Zink, Jod.

Birnen

Birnen enthalten viel langsam verdaulichen Zucker, aber weniger Säure im Vergleich zu anderen Obstsorten. Sie schmecken daher sehr süß und sind leicht verdaulich, solange sie nicht zu hart sind. Ihre heilende Wirkung entfalten sie vor allem in den Verdauungsorganen. Birnen „spülen" die Zellen. Sie wirken befeuchtend bei Trockenheit. Anschließend ziehen sie überschüssiges Wasser aus dem Körper. Wirklich entwässernd wirken sie nur, wenn jemand auch zu viel Wasser einlagert.

Geschmack:
- Süß, kühl
- Säfte aufbauend, entwässernd

Wirkrichtung
- Erzeugen Säfte
- Unterstützen die Verdauungsorgane
- Regen den Stoffwechsel an
- Wirken leicht abführend
- Leiten überschüssiges Wasser aus
- Wirken beruhigend und schlaffördernd

Zubereitung
Je reifer Birnen sind, desto leichter sind sie verdaulich. Sehr reife „Lutschbirnen" eignen sich sogar für extrem geschwächte, ausgedörrte Menschen. Auch kleine Kinder profitieren von reifen Birnen. In Verbindung mit Joghurt sind sie ein ganz besonderes Mittel für unsere Darmflora.

Vorsicht!
Unreife, sehr harte Birnen sind ziemlich schwer verdaulich. Sie können zu Bauchschmerzen und sogar Krämpfen führen. Geschwächte Menschen, aber auch Frauen in der Schwangerschaft, sollten unreife Birnen meiden.

Der besondere Tipp
Getrocknete Birnen stabilisieren den Darm und sind ein mildes Mittel gegen Durchfall. Kocht man Birnen mit Hirse und Mandeln, stabilisiert dies eine geschwächte Verdauung. Man kann dieses „Rezept" sowohl bei Durchfall als auch bei Verstopfung einsetzen.

Wichtige Inhaltsstoffe
Ca. 12,5% Kohlenhydrate, 0,5% Eiweiße, 0,3% Fette,
Vitamin C, B Vitamine, Karotin, Magnesium, Kalium, Eisen, Kalzium, Phosphor, Kieselsäure, Zink, Jod, Kupfer.

Datteln

In den Herkunftsländern gehören Datteln zu den wichtigsten Lebensmitteln und gleichzeitig zu den besten Heilmitteln. Ihr hoher Gehalt an natürlichem Zucker bringt Energie, Wärme und stärkt die Lebenskraft. Dabei enthalten sie weniger Kalorien als etwa Schokolade. Sie stärken die Herzenkraft, unterstützen die Verdauungsorgane und wirken leicht abführend. Ihre faserigen Ballaststoffe sind ein Segen für den trägen Darm.

Geschmack:
- Süß, warm
- Befeuchtend, leicht schleimend

Wirkrichtung
o Nähren das Blut und die Säfte
o Befeuchten die Atemwege
o Befeuchten den Darm, wirken abführend
o Stärken die Lebenskraft, bei Schwäche und Erschöpfung
o Stärken die Verdauungsorgane
o Beruhigen den Geist, bei unruhigem Schlaf
o Kräftigen die Herzkraft
o Erhöhen die Körperwärme

Zubereitung
Datteln werden in der arabischen Küche zu einer Vielzahl von Gerichten verarbeitet, egal ob süß oder herzhaft. Versuchen Sie mal Dattel in Ihrer Nudelsoße, mit Tofu oder zu Pilzgerichten. Sie werden positiv überrascht sein! Mit Datteln kann man herzhaft backen oder kochen. Getrocknete Datteln sind der ideale Zuckerersatz.

Vorsicht!
Datteln sollten bei Diabetes mit Vorsicht genossen werden. Bei Übergewicht sollte man natürlich auf die Menge achten (wobei gerade bei Übergewicht Datteln eine „Ersatzsüßigkeit" darstellen können).

Der besondere Tipp
Datteln gelten als Aphrodisiakum. Sie bringen die Lust zurück und stärken die Potenz. Man kann sie in Wein oder Schnaps einlegen.

Wichtige Inhaltsstoffe
Ca. 65% Kohlenhydrate, 2% Eiweiße, 0,5% Fette, Vitamine A, B, C, Folsäure, Kalzium, Magnesium , Eisen, Phosphor.

Feigen

In Europa kennt man die Feigen vor allem wegen der Stuhl fördernden Wirkung. Sie „füllen" den Darm mit Ballaststoffen, wobei sie gleichzeitig die Schleimhaut schützen.
In den Herkunftsländern gelten Feigen als wahre Wundermittel. Insbesondere wenn das Yin, also die Substanz wegbricht, unterstützen sie unsere fundamentale Lebenskraft. Man gibt sie bei Erschöpfungszuständen. Heute nennt man das „Burn Out". Sie stärken die Verdauungskraft, die Abwehrkraft sowie die Herzkraft.

Geschmack, Energie
- Süß, leicht warm
- Befeuchtend, leicht schleimend

Wirkrichtung
o Befeuchten trockene Haut und Schleimhäute
o Befeuchten die Atemwege
o Stärken die Lebenskraft
o Helfen bei Erschöpfung
o Befeuchten den Darm
o Wirken leicht abführend
o Unterstützen die Verdauungskraft
o Stärken das Immunsystem

Zubereitung
Ähnlich wie Datteln oder Pflaumen eignen sich Feigen für eine Vielzahl an Gerichten. Die vegane Küche entdeckt zunehmend ihre Qualitäten. Inzwischen bekommt man Feigen auch in „rohem", frischem Zustand.

Die getrockneten Feigen geben Süßspeisen eine „fleischige" Qualität. In den Ursprungsländern werden Feigen vielfältig benutzt. Sie passen zu Suppen, Aufläufen oder Eintöpfen. Auch zu Pfannengerichten, als Beigabe in Wokgerichten oder zu Quiches: Feigen verfeinern stets die Speisen.

Vorsicht
Feigen haben eine leicht schleimende Wirkung. Wer zu viele davon isst, kann sein Verdauungssystem damit überfordern. Völlegefühl, Aufstoßen oder sogar Sodbrennen können die Folge sein. So führt eben jede Einseitigkeit dazu, dass selbst wertvolle Lebensmittel zu einem Problem werden können.

Der besondere Tipp
Gerade in Stresssituationen greift man gerne zu weißem Zucker und Süßigkeiten. Dies heizt dann das Yang noch mehr an, was letztlich die Unruhe noch vergrößert.
Hier eignen sich getrocknete Feigen besonders gut, da sie schnell eine Sättigung herbeiführen und den Hunger auf Süß eindämmen.

Wichtige Inhaltsstoffe (getrocknete Feige)
Ca. 55% Kohlenhydrate, 3,5% Eiweiße, 1,5% Fette,
Vitamine B1, B6, Folsäure, Kalzium, Magnesium, Phosphor, Eisen, Zink.

Grapefruit

Grapefruits umfassen die Geschmäcker süß, sauer und bitter. Dies zeigt sehr schön ihre Wirkweise: Bitter unterstützt die Entgiftung, sauer zieht zusammen, süß hat eine nährende Wirkung. Grapefruits eignen sich besonders für hitzige Menschen mit einer schlechten Entgiftung und nach zu viel Zucker- oder Fettkonsum. Ihr Zuckergehalt nährt die gesunden Körpersäfte.

Geschmack, Energie
- Sauer, bitter, süß, kalt
- Entwässernd, schleimlösend, entgiftend

Wirkrichtung

- Kühlt innere Hitze
- Kühlt entzündliche Schleimhäute
- Entwässernd
- Unterstützt die Entgiftung
- Hilft bei Völlegefühl, Übelkeit und Appetitlosigkeit
- Wirkt schleimlösend
- Gegen Heißhunger und Sodbrennen

Zubereitung

Grapefruit eignet sich nicht für jeden, schon wegen seiner intensiven Geschmacksnote. Deshalb ist es ratsam, Grapefruit eher separat zu servieren. In kleineren Mengen bringt sie Schwung in Salate und Rohkostgerichte. Ihr frischer Saft hat eine eigene Fangemeinde.

Vorsicht

Grapefruit gehört zu den wirklich kalten Lebensmitteln. Die Idee, das Immunsystem frierender Menschen mit energetisch kühlendem Grapefruitsaft zu stimulieren, ist nach der Vorstellung der TCM ein Widerspruch in sich.

Der besondere Tipp

Menschen, die einen hohen Stoffwechsel mit großem Appetit haben und gleichzeitig zu Übergewicht neigen, sollten mal einige Zeit frische Grapefruits genießen. Dies kühlt die ungesunde Hitze und bringt die schleppende Entgiftung enorm in Gang.

Kirschen

Kirschen gehören zu den beliebtesten Lebensmitteln. Ihr Fruchtzucker ist leicht verdaulich. Sie enthalten zahlreiche Mineralien und Vitalstoffe, die den Körper vitalisieren und „verjüngen". Sie bringen die Verdauung in Gang, befeuchten trockene Schleimhäute und helfen bei der Entgiftung. Sie wirken leicht kühlend und eignen sich bei entzündlichen Krankheiten. Ihre Inhaltsstoffe haben eine positive Wirkungauf das Blut. Sie reinigen und bauen es wieder auf.

Geschmack, Energie
- Süß, leicht kühl
- Befeuchtend

Wirkrichtung
- Befeuchten trockene Schleimhäute
- Regen die Verdauung an
- Wirken leicht abführend
- Nähren und reinigen das Blut
- Kühlen entzündliche Prozesse und leichtes Fieber
- Leicht harntreibend
- Unterstützen das Immunsystem

Zubereitung
Süß oder sauer, das ist bei Kirschen Geschmackssache.
Es gibt kaum ein Lebensmittel, das so gerne bei Süßspeisen verwandt wird. Die Schwarzwälder Kirschtorte gehört zu den berühmtesten Kuchensorten.
Kirschen passen aber ähnlich wie Preiselbeeren durchaus zu herzhaften Speisen. Sie machen Soßen interessanter, passen zu Gerichten aus dem Backofen oder in herzhafte Salate.

Vorsicht
Wie bei Steinobst allgemein, sollte man roh nicht zu viel davon verzehren. Insbesondere geschwächte Menschen mit empfindlichen Schleimhäuten können leicht Blähungen und Bauchschmerzen entwickeln.

Der besondere Tipp:
Kirschen haben eine blutreinigende und entschlackende Wirkung. Gleichzeitig bauen Kirschen gesundes Blut und gesunde Säfte auf. Eine „Frühlingskur", bei der man morgens, mittags und evtl. Nochmal abends über eine Woche eine Portion Kirschen genießt, ist eine sehr angenehme Art, sein Blut aufzufrischen!

Wichtige Inhaltsstoffe
Ca. 10% Kohlenhydrate, 1% Eiweiße, 0,5% Fette,Vitamine C, B1, B2, B6, Folsäure, Beta Carotin, Kieselsäure, Eisen, Kalium, Phosphor.

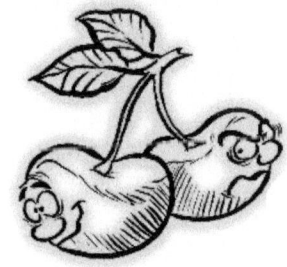

Mangos

Mangos gehören zu den stark Säfte aufbauenden Obstsorten. Bei starker Trockenheit bringen sie wieder Flüssigkeiten und Spannkraft in die ausgedörrte Haut und die trockenen Schleimhäute. Dabei wirken sie nicht schleimend, sondern ziehen überschüssiges Wasser aus dem Gewebe. Sie enthalten kein Fett und relativ wenige Kalorien, dafür sehr viele Mineralien und reichlich Zucker. Mangos wirken beruhigend, Nerven stärkend und unterstützen die Herztätigkeit. Sie aktivieren den Stoffwechsel und unterstützen die Verdauung.

Geschmack, Energie
- Süß, leicht sauer, kühl
- Befeuchtend

Wirkrichtung
o Unterstützen die Verdauungsorgane
o Bilden Verdauungssäfte
o Regen den Stoffwechsel an, Appetit anregend
o Reinigen und befeuchten die Schleimhäute der Lunge
o Kühlen trockene Hitze
o Wirken beruhigend und Nerven stärkend
o Stärken das Immunsystem
o Wirken leicht abführend
o Unterstützen die Herzkraft

Zubereitung
Schon richtig berühmt ist Mangolassi. Diesen kann man sehr gut mit (Soja)Joghurt herstellen. Frisch gepresster Saft ist ohnehin unvergleichlich. Mangos passen zu Cremes, Pürees, verfeinern Soßen und Suppen. In den Herkunftsländern gibt man Mangos zu vielen Gerichten als Beilage.
Eigentlich sind auch die Schalen heilkräftig. Man sollte hier aber sehr auf biologische Produkte achten, da viele Südfrüchte, auch Mangos, behandelt werden und Giftstoffe enthalten können.

Vorsicht
Empfindliche Menschen sollten bei der Menge beachten, dass Mangos abführend wirken. Ansonsten sind Mangos sehr gut verträgliche Lebensmittel.

Der besondere Tipp

Wer unter trockener Haut und Schleimhäuten leidet und dabei vielleicht sogar noch einen trägen Darm hat, sollte es mal mit Mangojoghurt probieren. Frische Mangos pürieren oder in kleine Stücke schneiden, mit (Soja)joghurt verrühren, dazu nach Geschmack Zimt, Kardamom oder Vanille, mit Mandelsplittern, etwas Rohrzucker und etwas Wasser vermischen, fertig!

Wichtige Inhaltsstoffe

Ca. 12% Kohlenhydrate, 0,5% Eiweiße, 0,5% Fette, Vitamine C, E, Beta Carotin, Lycopin, B Vitamine, Folsäure, Kalium, Kalzium, Eisen, Magnesium.

Orangen

Orangen gelten wegen ihres sehr hohen Gehaltes an Vitamin C zurecht als wichtiges Mittel zur Steigerung der Immunabwehrkraft. Allerdings sind sie energetisch kühlend. Menschen, die frieren, sollten deshalb vorher oder begleitend warme Kraftbrühen zu sich nehmen, um nicht noch mehr auszukühlen. Orangen sind sehr saftig und fördern die Produktion von Verdauungssäften. Sie unterstützen den Appetit und fördern die Verdauung. Eher bittere Sorten wie Pomeranzen haben eine entspannende Wirkung auf die Verdauungsorgane. Saure und bittere Sorten unterstützen die entgiftende Tätigkeit der Leber und haben eine schleimlösende Wirkung.

Geschmack, Temperatur

- Süß, sauer, nach Sorte leicht bitter, kühl
- Befeuchtend, entwässernd, schleimlösend

Wirkrichtung

o Kühlen leichtes Fieber
o Entspannen die Verdauungsorgane
o helfen gegen Übelkeit
o Saftige Sorten wirken Saft bildend
o Bittere Sorten unterstützen die Leber bei der Entgiftung
o Lösen Verschleimungen im Verdauungstrakt
o Regen den Appetit an
o Unterstützen die Abwehrkraft
o Helfen bei krampfartigen Beschwerden der Gebärmutter

Zubereitung

Orangen werden bei uns meist roh gegessen. Sie bereichern nicht nur Süßspeisen. Auch Salaten oder Dips geben sie eine besondere Note.

Vorsicht!

Orangen haben eine immunstimulierende Wirkung, weswegen diese gerne bei einer Abwehrschwäche gegessen werden. Allerdings wird ihre kühlende Eigenschaft leicht unterschätzt. Menschen die frieren sollten deshalb stets wärmende Speisen oder Gewürze begleitend verwenden.

Der besondere Tipp

In der asiatischen Welt gelten bittere Orangensorten (Pomeranzen) als Mittel gegen Menstruationsbeschwerden. Sie wirken krampflösend und schmerzlindernd.

Mandarinen

sind meist süßer, dabei weniger sauer. Sie eignen sich daher auch für empfindlichere Menschen. Es gibt sehr viele Sorten, die aber grundsätzlich ähnlich wirken.

Wichtige Inhaltsstoffe

Ca. 8,5% Kohlenhydrate, 1% Eiweiße, 0,2% Fette, Vitamine C, Folsäure, Magnesium, Kalium, Selen.

Pfirsiche

Pfirsiche gehören zu den beliebtesten Obstsorten. Leider sind sie nur kurze Zeit haltbar. Wie bei den meisten Obstsorten hängt ihre Wirkweise sehr vom Reifegrad ab. Je süßer und reifer sie sind, desto leichter verdaulich sind sie. Dann vertragen sie auch geschwächte Menschen sehr gut und bauen Saft und Kraft auf. Da sie wenige Kalorien enthalten, eignen sie sich sehr als Ersatz für Süßigkeiten.

Geschmack, Energie
- Süß, leicht sauer, kühl
- Befeuchtend

Wirkrichtung
- Kühlen innere Hitze
- Reduzieren Heißhunger
- Erzeugen Säfte und bauen das Blut auf
- Wirken kräftigend und tonisierend
- Regen die Verdauung an
- Unterstützen die Entgiftung

Zubereitung
Am besten verzehrt man sie so reif und frisch wie es geht.

Vorsicht
Unreife Pfirsiche sind so schwer verdaulich, dass man sie besser meiden sollte. Leider kippt dann der Zustand schnell. Pfirsiche faulen recht leicht. Hier bitte genau hinschauen, ob das Obst noch genießbar ist!

Der besondere Tipp
Pfirsiche eignen sich sehr gut zum Einmachen. So kann man in jeder Jahreszeit diese leckeren Muntermacher genießen. Da sie den Heißhunger auf Süßigkeiten reduzieren, sind sie die beste Nachspeise.

Wichtige Inhaltsstoffe
Ca. 9% Kohlenhydrate, 1% Eiweiße, 0,1% Fette, B Vitamine, Vitamine C, A, , Kalium, Magnesium, Eisen, Zink, Flavanoide.

Pflaumen (Zwetschgen)

Früher wusste jeder von den verdauungsfördernden Eigenschaften der Pflaumen. Getrocknete Pflaumen gab es in jedem Haushalt. Die enthaltenen Quellstoffe wie Pektin und Sorbit machen den Darminhalt voluminöser und weicher und erleichtern so den Stuhlgang. Dies unterstützt die Entgiftungstätigkeit auf sehr harmonische Weise.

Geschmack, Energie
- Süß, kühl
- Befeuchtend

Wirkrichtung
o Befeuchten den Darm
o Erzeugen Verdauungssäfte
o Wirken abführend
o Unterstützen die Entgiftung
o Unterstützen das Immunsystem

Zubereitung

Wohl kaum ein Obst wird so unterschiedlich zubereitet wie Pflaumen. Natürlich sind die rohen (möglichst reifen) Pflaumen ein gesunder Genuss. Die getrockneten Pflaumen waren von je her ein bewährtes Hausmittel bei Verstopfung.
Pflaumen eignen sich hervorragend für Süßspeisen und Kuchen. Aber auch herzhaft werden diese gerne verwandt. Ähnlich wie Datteln findet man diese in Suppen oder Hauptgerichten. Der Speckmantel lässt sich pflanzlich durch Tofu oder Seitan ersetzen. Nicht zu vergessen sind die zahlreichen alkoholischen Getränke wie der Sliwowitz oder die bei Chinesen so beliebten Pflaumenweine.

Vorsicht

Wie bereits erwähnt, sind die eher unreifen Pflaumen mit Vorsicht zu genießen. Insbesondere empfindliche Menschen sollten größere Mengen der rohen Früchte lieber meiden.

Der besondere Tipp

Wenn man Dörrpflaumen über Nacht in Wasser einlegt, geben sie einen Teil Ihrer Wirkung an das Einweichwasser ab. Die Pflaumen dann mit dem Wasser kurz aufkochen. Die Pflaumen essen, das „Pflaumenwasser" trinken. So hat man ein vorzüglich schmeckendes Mittel gegen Verstopfung und trägen Darm.

Wichtige Inhaltsstoffe

Ca. 10% Kohlenhydrate, 0,5% Eiweiße, 0,2% Fette, Vitamine C, B1, B2, Carotin, Eisen, Kupfer, Zink, Kalium, Natrium, Kalzium, Phosphor.

Melonen

In der TCM verwendet man Wassermelonen gerne zum Kühlen der „Sommerhitze". Auch bei uns isst man Melonen am liebsten im Hochsommer. Sie liefern kühlende Flüssigkeiten und jede Menge Vitalstoffe. Wenn unsere inneren Organe aufgrund von Saftmangel austrocken und dadurch dem Körper die „Kühlflüssigkeit" fehlt, spricht man in der TCM von „Mangelhitze". Die Folge können Entzündungen oder auch Unruhe mit Hitzewallungen sein. Hier befeuchten und kühlen Melonen auf ganz einfache Weise. Sie befördern aber auch das überschüssige Wasser wieder aus dem Körper, so dass eine echte „Spülung" der Zellen stattfindet.

Geschmack, Energie
- Süß, kühl bis kalt
- Säfte aufbauend, entgiftend, entwässernd

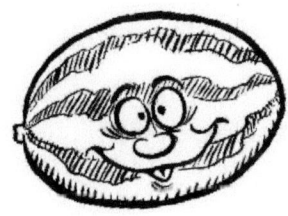

Wirkrichtung

- o Klären Hitze und lindern Fieber
- o Lindern Entzündungen, insbesondere der Verdauungsorgane
- o Beruhigen ein zu hohes Yang/Hitze
- o Befeuchten und bautenKörpersäfte auf
- o Befeuchten den Darm, leicht abführend
- o Beruhigen den Geist und die Nerven

Zubereitung

Am besten schmecken sie wohl roh und frisch in den Mund!
Sie eignet sich aber auch für Salate, für Süßspeisen oder auch als Beilage zu fast allen Gerichten.

Vorsicht

Insbesondere Wassermelonen haben eine recht kühle Wirkung. Wer friert , sollte auf die Menge achten. Auch wer im Sommer in klimatisierten Räumen arbeitet, sollte dies bedenken.

Der besondere Tipp

Wassermelonen gibt man in Asien insbesondere im Hochsommer, weil sie die Hitze aus dem Körper entfernen. Sie kühlen auch andere Arten von innerer Hitze. Bei fiebrigen Krankheiten wirken sie leicht Fieber senkend. Auch bei Hitzewallungen oder Nachtschweiß sind sie ein gutes Mittel.

Wichtige Inhaltsstoffe

Ca. 8% Kohlenhydrate, 0,6% Eiweiße, 0,2% Fette,
Vitamine C, Beta Carotin, Pantothensäure, Kalium, Kalzium, Phosphor, Eisen, Lycopin, Nickel, Fluor, Magnesium, Zink.

Honigmelonen

sind süßer und weniger kalt als Wassermelonen. Sie wirken stärker auf die Lunge, wo sie trockenen Schleim lösen.

Wassermelonen

Diese regen die Niere an und wirken stärker harntreibend.

Zuckermelonen

sind noch süßer und stärken unsere Denkfähigkeit.

Weintrauben

Weintrauben gehören zu den beliebtesten Lebensmitteln. „Traubenzucker" steht für schnelle Energie, für Kraft und Ausdauer. Sie stärken die Nerven und regen den Stoffwechsel an. Ihre Säfte und Blut bildenden Eigenschaften sind gerühmt. Über die Heilwirkung von Trauben ist viel geschrieben worden. Schon die Römer haben Trauben und ihre Produkte für heilerische Zwecke verwandt.

Geschmack, Energie
- Süß, leicht sauer, neutral
- Säfte aufbauend, leicht entwässernd

Wirkrichtung
o Stärken die Lebenskraft
o Regenerieren bei Erschöpfung
o Wirkten Blut aufbauend
o Befeuchten und erzeugen Körpersäfte
o Befeuchten den Darm, leicht abführend
o Beruhigen und stärken die Nerven
o Stärken das Herz
o Unterstützen die Leber

Zubereitung
Trauben bieten viele Möglichkeiten. Roh verzehrt enthalten sie die meisten Vitamine und Vitalstoffe. Sie passen zu Salaten oder als Beilagen.

Rosinen sind konservierte Energie. Ihr Zucker ist viel besser als der synthetische Traubenzucker.
Sie passen zu vielen Gerichten, auch in Suppen und Eintöpfen.

Traubensaft und Wein
Insbesondere der rote Traubensaft gilt seit jeher als Tonikum für Blut und Kraft. Wein galt bis vor 100 Jahren als Heilmittel für vielerlei Krankheiten.
In China legt man auch heute noch alle möglichen Kräuter in Wein ein, um die Heilwirkung der Pflanzen zu verstärken.

Vorsicht
Diabetiker sollten bei der Menge vorsichtig sein, da der Zuckergehalt sehr hoch ist. Auch bei Durchfall sollte man nicht zu viele Trauben essen.

Der besondere Tipp
Gerade ältere Menschen leiden unter Einschlafstörungen. Abends ein Glas Wein (nicht mehr!) bringt einen guten, erholsamen Schlaf. Dabei entfaltet sich die heilende Wirkung auf die Nerven, die Gefäße und die Entgiftungsorgane.

Wichtige Inhaltsstoffe
Ca. 15% Kohlenhydrate, 0,7% Eiweiße, 0,3% Fette, Vitamine C, Kalium, Kalzium, Eisen, Phosphor.

Zitronen

Die Wirkung von Zitronen kann man sich leicht vorstellen, wenn man „geistig" in eine Zitrone beißt: Es zieht sich alles zusammen. Zitronen haben eine festhaltende Bewegung. Sie schließen die Poren und die Körperöffnungen. Bekannt wurden Zitronen vor allem durch ihren hohen Gehalt an Vitamin C. Als Nahrungs- und Heilmittel ist sie sehr vielseitig einsetzbar. Der Schuss Zitronensaft gibt vielen Speisen eine ganz andere Note. Was leicht übersehen wird, ist die kühlende Eigenschaft der Zitronen. Menschen, die frieren, sollten nicht zu viel davon zu sich nehmen.

Geschmack, Energie
- Sauer, kühl bis kalt
- Zusammenziehend, Säfte festhaltend

Wirkrichtung
o Wirken zusammenziehend, festhaltend
o Stoppen Schwitzen, schließen die Poren
o Kühlen innere Hitze
o Gegen Nachtschweiß und Hitzewallungen
o Stimulieren das Immunsystem
o Wirken Appetit anregend
o Stimulieren die Verdauungsorgane

Zubereitung

Frischer Zitronensaft bringt einen besonderen Pfiff in viele Gerichte.

Da er auch die Verdauungsorgane ankurbelt, gibt man Zitronen gerne zu eher schwer verdaulichen und (oder) fettigen Gerichten. Zu eher fettigen Süßspeisen passt die Zitrone daher besonders gut.

Vorsicht

Zitronensäure kann empfindliche Schleimhäute reizen. Auch haben Zitronen eine recht kalte Energie, weswegen diese bei Menschen, die frieren, nicht in zu großen Mengen verzehrt werden sollten.

Der besondere Tipp

Die Zitrone stimuliert besonders stark das Immunsystem, wenn man diese mit heißem Wasser, frischem Ingwer und mit etwas Honig oder Agavensirup zu sich nimmt. Damit hat man dann die kühlende Energie der Zitrone mehr als ausgeglichen.

Wichtige Inhaltsstoffe

Ca. 3% Kohlenhydrate, 0,7% Eiweiße, 0,6% Fette,
Vitamine C, B1, B2, Kalzium, Kalium, Kalzium, Phosphor.

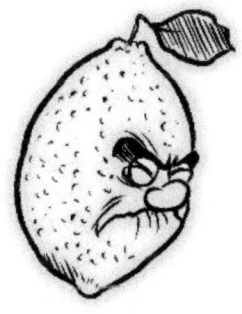

Beeren

Es gibt eine große Anzahl von Beeren. Auch wenn diese oft unterschiedlich schmecken, haben sie oft eine ganz ähnliche Wirkung. Alle Beeren haben einen sehr hohen Wasseranteil. Sie wirken befeuchtend und bauen Körpersäfte auf. Anschließend leiten sie überschüssiges Wasser wieder aus dem Organismus und unterstützen die Harnorgane bei ihrer Arbeit. So helfen sie gegen Gicht, reinigen das Blut und wirken unseren Wohlstandskrankheiten entgegen.

Sie regen die Verdauungsorgane an und wirken leicht abführend. Dabei wirken sie Appetit anregend und Durst löschend.

Der hohe Gehalt an Vitaminen unterstützt das Immunsystem. Fast alle Beeren sind kühlend und leiten übermäßige Hitze aus dem Körper.

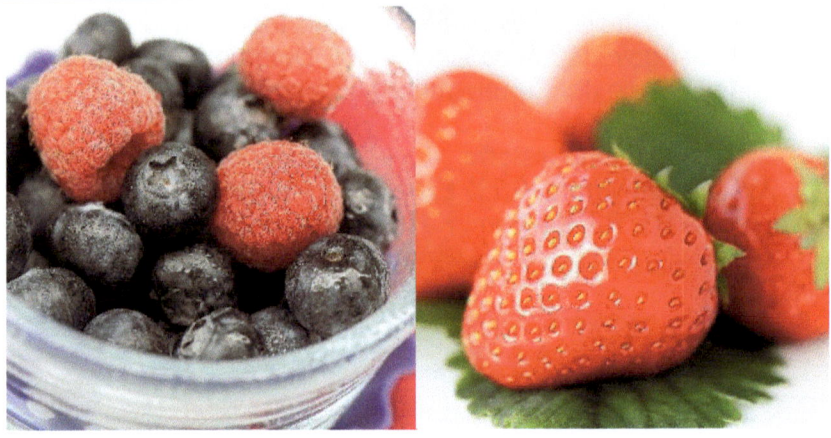

Zubereitung
Beeren schmecken frisch und reif wohl am besten.

Insbesondere bei Süßspeisen sind der Phantasie keine Grenzen gesetzt. Konfitüren kann man leicht selbst herstellen. Sie eignen sich zu Eis, Kuchen und allen möglichen Nachspeisen. In Joghurt eingerührt, erfrischen sie und geben einen besonderen Geschmack. Selbst zu Salaten passen sie und runden den Geschmack ab. Beliebt sind natürlich auch Beerenliköre und Schnäpse, die dann wiederum die Speisen verfeinern.

Vorsicht
Beeren sind kühlend und sollten daher vorsichtig verzehrt werden, wenn man friert. Sehr empfindliche Menschen sollten insbesondere sehr saure Sorten meiden. Je unreifer Beeren sind, desto eher können sie die Verdauung stören oder sogar Allergien auslösen.

Der besondere Tipp
Wer unter trockenen Schleimhäuten und trockener Haut leidet, sollte (Soja)joghurt mit Blaubeeren verrühren. Dazu einige Mandelsplitter und Kokosmilch geben, evtl. mit etwas Rohrzucker versüssen. Sie erhalten ein wahres Schönheitsgetränk!

Brombeeren

Geschmack, Energie
- Süß, sauer, kühl
- Säfte aufbauend, entgiftend, ausleitend

Wirkrichtung
o Siehe „Beeren"
o Wirken gegen übermäßige Schweißbildung
o Wirken Blut aufbauend
o Gegen Blasenschwäche

Wichtige Inhaltsstoffe
Ca. 6% Kohlenhydrate, 1,2% Eiweiße, 1% Fette, Vitamine C, A, Kalium, Kalzium, Magnesium, Flavanoide, Pektin.

Erdbeeren

Geschmack, Energie
- Süß, kühl
- Säfte aufbauend, entgiftend, ausleitend

Wirkrichtung
o Unterstützen die Ausscheidung von Harnsäure
o Unterstützen die Leber
o Bei Erschöpfung

Wichtige Inhaltsstoffe
Ca. 5,5% Kohlenhydrate, 1% Eiweiße, 0,5% Fette, Vitamine C, B, A, Kalium, Phosphor, Kalzium, Eisen Pektin.

Heidelbeeren

Geschmack, Energie
- Süß, neutral
- Befeuchtend

Wirkrichtung

Getrocknete Heidelbeeren wirken anders als andere Beerensorten nicht abführend, sondern Stuhl stabilisierend. Sie heilen Durchfälle mit Gärungsprozessen und entzündlichen Darmschleimhäuten. Darüber hinaus ist ihre stärkende Wirkung auf die Augen in alten Büchern erwähnt.

Wichtige Inhaltsstoffe

Ca. 6% Kohlenhydrate, 0,6% Eiweiße, 0,6% Fette, Vitamin C, Carotin, Eisen, Catechin, Flavon.

Himbeeren

Geschmack, Energie
- Süß, kühl
- Befeuchtend

Wirkrichtung

„Krebszellen mögen keine Himbeeren", so lautet ein bekannter Buchtitel. Gerade Himbeeren vereinen eine ganze Reihe antioxidativer Vitalstoffe. Sie wirken kühlend, entzündungshemmend, Blut reinigend und beruhigend.

Wichtige Inhaltsstoffe

Ca. 5% Kohlenhydrate, 1,5% Eiweiße, 0,3% Fette, Vitamin C, Phosphor, Sasicylsäure, Kalium, Eisen, Magnesium.

Holunderbeeren

Heißer Holundersaft ist ein starkes Mittel bei Erkältungskrankheiten. Man sollte ein wenig frischen Ingwer und Zimt hinzugeben, dann wirkt er schweißtreibend.

Geschmack, Energie
- Süß, sauer, leicht bitter
- Säfte aufbauend, entwässernd

Wirkrichtung
- Blut aufbauend
- Blut reinigend, entgiftend
- Wirken krampflösend
- Abführend
- Stärken die Abwehrkraft

Vorsicht
Holunderbeeren sollten niemals roh verzehrt werden!

Wichtige Inhaltsstoffe
Ca. 6,5% Kohlenhydrate, 2,5% Eiweiße, 1,5% Fette,
Vitamine C, B Vitamine, Folsäure, Gerbstoffe, Cholin, Flavone.

Johannisbeeren

Geschmack, Energie
- Süß, sauer, kühl
- Säfte aufbauend, diuretisch

Wirkrichtung
- Stärken die Immunabwehr
- Blutreinigend, Gifte ausleitend
- Halten Säfte fest, gegen übermäßiges Schwitzen
- Kühlen „Sommerhitze", kühlen Entzündungen

Wichtige Inhaltsstoffe
Ca. 6% Kohlenhydrate, 1,2% Eiweiße, 0,3% Fette,
Vitamine C, A, Natrium, Kalium, Kalzium, Flavone, Phosphor.

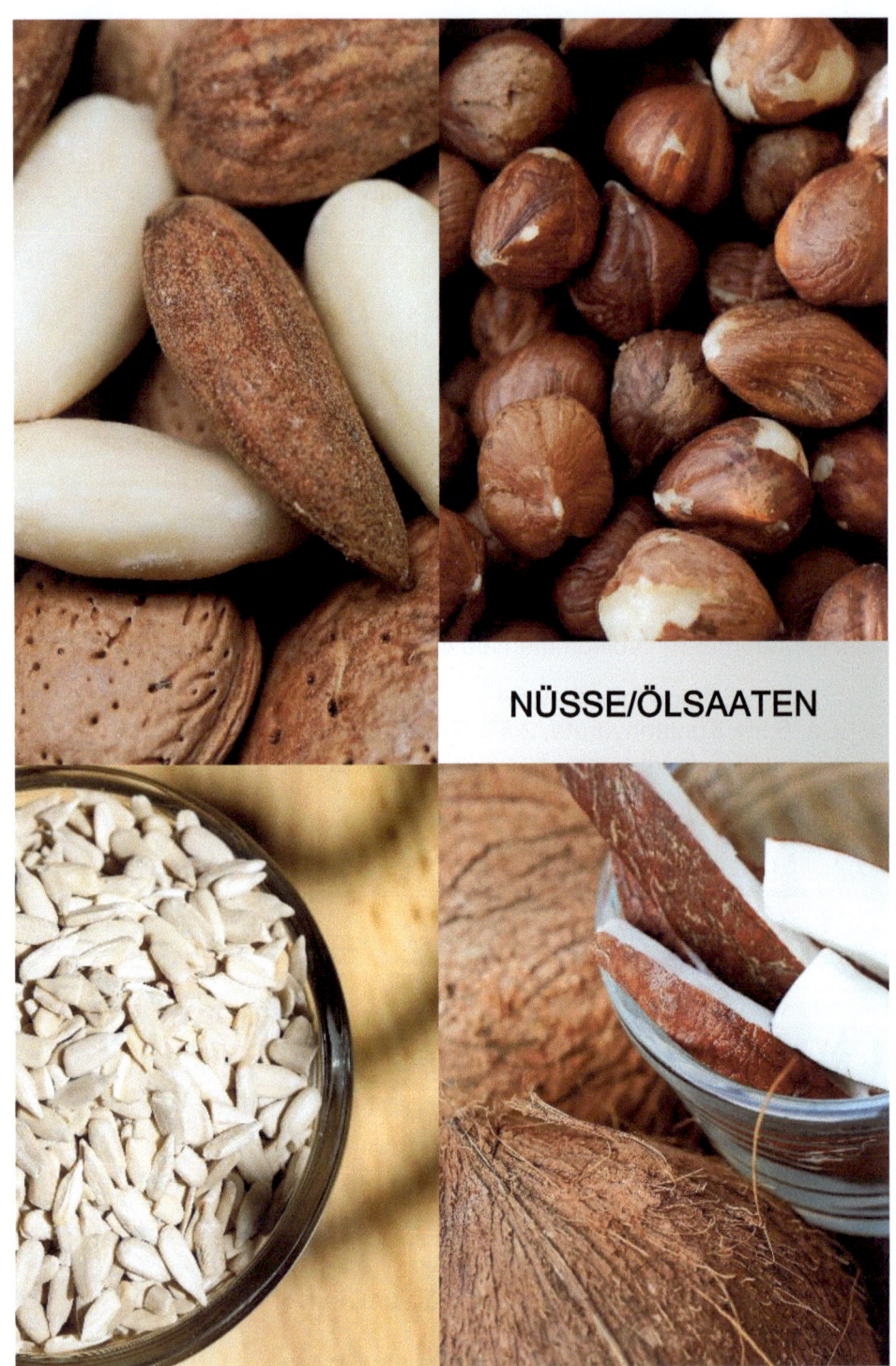

NÜSSE/ÖLSAATEN

Nüsse, Ölsaaten

Nüsse gehören zu den Saaten. Sie enthalten alle Inhaltsstoffe und vitale Energien für den Start in das Pflanzenleben. So kann aus einer Walnuss ein Walnussbaum mit bis zu 30 Metern Höhe werden. Nüsse und andere Saaten speichern pure Energie, die in der TCM als Essenz bezeichnet wird. Essenz steht auch für Fruchtbarkeit und Libido.

Getreide speichert vor allem Kohlenhydrate und baut schnell die Muskelkraft auf. Hülsenfrüchte sind Spezialisten für hochwertige Eiweiße. Nüsse speichern im größten Umfang hochwertigste Fette. Diese Kraftpakete stärken unsere Lebenskraft.

Nüsse enthalten sehr viel Lezithin, was gut für die Nerven, das Gehirn und die geistige und körperliche Leistungsfähigkeit ist. Deshalb gehören diese auch in jedes Studentenfutter.

Ihre verdichtete Energie gibt lange Kraft und Ausdauer. Sie bauen unsere Substanz auf. Deswegen werden sie viel zu sehr vereinfacht als Dickmacher verkannt. Natürlich haben Nüsse viele Kalorien. Wer aber gleichzeitig gesund und dünn sein will, benötigt hochwertige ungesättigte Fettsäuren, die man hier im Überfluss bekommt. Diese Fette bringen unsere Verdauung in Schwung und gehören zu den mildesten und besten Abführmitteln.

Für eine gesunde Verdauung benötigen wir gesunde Ballaststoffe. Menschen, die zu Einlagerungen neigen, benötigen ausleitende Ballaststoffe. Dazu gehören etwa Hirse, Mais, Kohlgemüse, und besonders die Hülsenfrüchte.

Trockene Menschen dagegen benötigen befeuchtende Ballaststoffe. Hierzu gehören im höchsten Masse die Nüsse und Ölsaaten. Sie schützen und befeuchten trockene Haut und Schleimhäute.

Neben ihrem Schatz an gesunden Ölen, speichern Nüsse eine Menge Kohlenhydrate und Eiweiße. Der Zucker geht langsam ins Blut und eignet sich sehr für Diabetiker, aber auch für Menschen, die einen (zu) hohen Stoffwechsel haben.

Der hohe Eiweißgehalt unterstützt viele Stoffwechselprozesse.

Zubereitung.

Nüsse können vielfältig verarbeitet werden. In der Küche Asiens gehören sie zu viel mehr Gerichten, als dies bei uns Tradition ist. Gerade zu herzhaften Suppen, Wok Gerichten, Aufläufen oder Pfannengerichten dürfen Nüsse nicht fehlen.

Vorsicht

Leider nehmen Allergien stark zu, was häufig auch bei Nüssen der Fall ist. Gerade Haselnussallergien sind inzwischen weit verbreitet. Glücklicherweise gibt es einige Nüsse, die sehr wenig allergisch wirken, wie etwa unbehandelte Mandeln oder die Cashewnüsse.

Wenn man Nüsse mahlt oder hackt, sollten sie möglichst bald verarbeitet werden. Ihre Fette werden leicht ranzig.

Natürlich sollte man bezüglich der Kalorien ein wenig auf die Menge achten. Wer sich abends regelmäßig eine Tüte Erdnüsse gönnt, muss sich nicht über gewisse Rundungen wundern.

Der besondere Tipp

Wie fast alle Saaten kann man auch Nüsse sehr gut keimen. Wenn man Mandeln, Sonnenblumenkerne oder Walnüsse über Nacht einweicht, entwickelt sich ein neues Lebensmittel. Enzyme werden aktiviert, Vitamine entstehen und die Ballaststoffe saugen sich mit Wasser voll. Außerdem verstärkt sich der Geschmack und sie werden leichter verdaulich. Leichter und gesünder kann man nicht an Powernahrung kommen.

Cashewnuss

Cashewnüsse enthalten mehr Kohlenhydrate als andere Nüsse. Deshalb sind sie leichter verdaulich und bringen schnell Energie. Es gibt vergleichsweise wenig Menschen, die auf sie allergisch reagieren. So eignet sich diese Nuss als Schonkost und Aufbaukost.

Geschmack, Energie
- Süß, warm
- Befeuchtend, abführend

Wirkrichtung

- Nähren und stärken die Lebenskraft
- Geben körperliche und geistige Kraft
- Stärken die Nerven, das Gehirn
- Wirken beruhigend und ausgleichend
- Stärken die Herzkraft
- Bauen Substanz und Masse auf
- Unterstützten die Blutbildung
- Befeuchten die Haut und Schleimhäute
- Befeuchten den Darm, mild abführend

Zubereitung

Cashewnüsse gehören in Indien zu den wichtigen Nahrungsmitteln. Sie finden sich in zahlreichen Gerichten. Da sie leichtverdaulich sind, eignen sie sich auch für Kinder. Gemahlenes Mus aus Cashewnüssen verleiht vielen Gerichten als Zutat cremige, edle und nahrhafte Eigenschaften.

Vorsicht

Cashewnüsse sind leicht verdaulich und haben etwas weniger Kalorien als andere Nüsse. Es gibt hier keine Warnhinweise.

Der besondere Tipp

Cashewnüsse eignen sich sehr gut für Wok- oder Pfannengerichte. Man sollte darauf achten, dass sie nicht zu viel Wasser ziehen, sonst verlieren sie leicht ihren Biss. Also diese lieber erst ganz am Schluss beigeben!

Wichtige Inhaltsstoffe

Ca. 30% Kohlenhydrate, 17% Eiweiße, 42% Fette, Viele B Vitamine, Niacin, Natrium, Kalium, Kalzium, Phosphor, Eisen.

Erdnüsse

Die weltweit bekannteste Nuss ist eine Hülsenfrucht. Leider verlieren sie häufig durch industrielle Anbaumethoden und massive Weiterverarbeitung ihre guten Eigenschaften. In Amerika gehören sie zu den Grundnahrungsmitteln. Sie enthalten viele hochwertige Fette, die gut sind für Herz und Gefäße, für Hirn und Nerven. Wenn man es nicht übertreibt und hochwertige Erdnüsse einkauft, bauen sie gesunde Substanz auf. Sie beleben den Darm und nähren die Haut.

Geschmack, Energie
- Süß, neutral
- Befeuchtend, abführend

Wirkrichtung
o Nährend und Substanz aufbauend
o Nähren und befeuchten Haut und Schleimhaut
o Kräftigen die Nerven, beruhigend
o Geben Kraft und Saft
o Bei trockenem Reizhusten

Zubereitung
Erdnüsse schmecken aus der Hand wohl am besten. Aber sie passen zu fast jedem Gericht. Servieren Sie Ihren Gästen (oder sich selbst) mal Süßspeisen mit frisch gerösteten Erdnüssen. Bereiten sie ruhig eine etwas größere Portion vor.

Vorsicht
Gerade durch die industrielle Verarbeitung sind viele Allergien gegen Erdnüsse entstanden. Bitte Vorsicht, denn in sehr vielen Gerichten, z.B. Soßen, sind Erdnüsse enthalten.
Dass Erdnüsse einiges an Kalorien haben, hat sich herumgesprochen.

Der besondere Tipp
Noch wenig benutzt werden in der westlichen Küche süß-saure Soßen. Dabei sind sie denkbar einfach zuzubereiten. Hierzu passen dann sehr gut geröstete Erdnüsse.

Wichtige Inhaltsstoffe
Ca. 7,5% Kohlenhydrate, 25% Eiweiße, 48% Fette, Vitamin E, B Vitamine, Kalium, Eisen, Zink, Kupfer, Magnesium, Phosphor, Kalzium, Lezithin.

Haselnuss

Ihr hoher Lezithingehalt macht sie so wertvoll für gestresste Menschen, die viel geistig verarbeiten müssen. Ansonsten gehört sie zu den Klassikern unter den Nüssen. Sie enthält alle heilenden Eigenschaften dieser Gruppe. Sie nähren die Haut und die Schleimhäute, sie besitzen befeuchtende Ballaststoffe für den Darm.

Geschmack, Energie
- Süß, warm
- Befeuchtend

Vorsicht
Leider gibt es recht viele Allergien gegen Haselnüsse. Achten Sie darauf, in welchen Fertiggerichten Haselnüsse enthalten sind.

Der besondere Tipp
Haselnussöl wird in südlichen Ländern Europas innerlich und äußerlich gegen Haarausfall benutzt.

Wichtige Inhaltsstoffe
Ca. 10,5% Kohlenhydrate, 12% Eiweiße, 61% Fette,
Vitamin E, B Vitamine, Niacin, Eisen, Kalzium, Schwefel, Kupfer, Phosphor, Magnesium, Eisen.

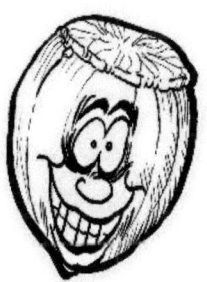

Kokosnuss

Im Gegensatz zu „klassischen" Nüssen enthält der Fruchtanteil der Kokosnuss deutlich mehr Wasser. Hinzu kommt die Kokosmilch der frischen Nuss. Die Kokosnuss ist ein klassisches Aufbaumittel. Es stärkt die Lebenskraft, die Kraft der inneren Organe, unterstützt die Blutbildung und den Aufbau von Substanz und Knochen. Für Erschöpfungszustände ist sie ein sehr gutes Mittel, da sie gleichzeitig beruhigend wirkt.

Die Kokosmilch wirkt leicht kühlend. Sie leitet übermäßige Hitze aus und beruhigt entzündete Schleimhäute.

Über die Eigenschaften von Kokosfett gibt es viele Diskussionen, da es viele gesättigte Fettsäuren enthält. Wenn man allerdings in die Kulturen schaut, die das Kokosfett traditionell verwenden, wird man sehen, dass gerade diese Völker kaum Krankheiten kennen, die von schlechten Fetten ausgelöst werden. Das Loblied auf die Kokosnuss und ihre Produkte füllt viele Texte.

Geschmack, Energie
- Süß, neutral bis kühl
- Befeuchtend

Wirkrichtung
- o Nährend, sättigend, kräftigend
- o Stärkt die Lebenskraft, die Widerstandskraft
- o Kräftigt und beruhigt das Herz
- o Stärkt das Nervensystem
- o Stark befeuchtend und Säfte bildend
- o Unterstützt die Blutbildung
- o Macht die Haut rein und kräftig
- o Stärkt die Knochen und Zähne
- o Hat ähnliche Eigenschaften wie Milch

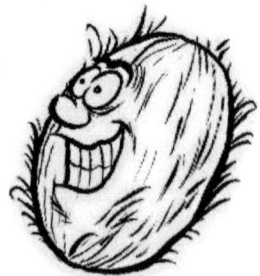

Zubereitung

Kokos ist gerade für Süßspeisen ideal und sehr beliebt. Da es einen eigenen Zuckeranteil hat, benötigt man kaum zusätzlichen Zucker. Kokos passt zu vielen Obstsorten, besonders Bananen, Birnen, Äpfel, Mangos.

Kokosflocken machen Müslis schmackhafter, passen aber auch zu herzhaften Speisen. In der tropischen Küche finden sich Kokosprodukte in vielen Speisen.

Beliebt ist Kokos-Curry Gerichte mit Reis. Aber auch richtig scharf mit Chili gewürzt und mit Hülsenfrüchten kombiniert passt die Kokosnuss. Kokosfett ist nicht nur gut zum Backen und Braten. Wenn es schonend verarbeitet wurde, ist es eine Medizin für die Haut und für zu Trockenheit neigenden Menschen.

Vorsicht

Leider werden die Kokosfette nicht gerade zimperlich behandelt. Durch starkes Erhitzen und die industrielle Verarbeitung gehen die meisten gesunden Inhaltsstoffe verloren.

Zurück bleibt ein Fett was den Körper nur belastet. Achten Sie also beim Einkauf auf biologische Qualität und darauf, dass die Zutaten schonend verarbeitet wurden.

Kokosnuss ist wenig allergisch und kann als Milch schon kleinen Kindern gegeben werden.

Übergewichtige Menschen sollten bei der Menge etwas vorsichtig sein.

Der besondere Tipp

Interessant ist, dass die Kokosnuss recht viel Natrium und Kalium enthält.

In Gegenden, wo man viel schwitzt, gleichen die vielen Mineralien der Kokosnüsse diesen Verlust durch den Schweiss mühelos wieder aus. Deshalb eignet sich die Kokosnuss besonders für Sportler oder Menschen mit schweißtreibenden Berufen.

Wichtige Inhaltsstoffe

Ca. 5% Kohlenhydrate, 4% Eiweiße, 36% Fette,
Vitamine B, E, Magnesium; Selen; Natrium, Eisen.

Kürbiskerne

Berühmt geworden sind sie wegen ihrer nachgewiesenen Heil-kräfte bei Prostatahypertrophie. Regelmäßiger Verzehr unter-stützt dieses Organ besonders. Ansonsten haben sie ähnliche Vorzüge wie Nüsse. Sie regen die Verdauung an, bauen Blut und Säfte auf, beruhigen und kräftigen die Nerven. In der Steiermark ist das Kürbiskernöl beliebter als jedes andere Öl. Forscher haben genau dort die gesunden Eigenschaften des Öls untersucht. Gefunden haben sie unter anderem viele Anti-oxidantien, sowie Stoffe die das Immunsystem unterstützen.

Geschmack, Energie
- Süß, warm, kräftigend
- Befeuchtend, abführend

Wirkrichtung
- Stärken die Prostata, bei Hypertrophie
- Leicht abführend
- Stärken das Immunsystem
- Gut für Haut und Haare
- Kräftigen die Nerven

Zubereitung.
Versuchen Sie mal Kürbiskerne einzuweichen. Sie schmecken noch kräftiger und unterstützen die Verdauung. Ansonsten pas-sen sie in viele Gerichte. Ob zum Müsli, in Eintöpfe, süß oder sauer, salzig oder scharf, sie geben eine besondere Note.

Vorsicht
Das Fett wird schnell ranzig, wenn man es falsch lagert.
Auch hier sollte man beim Einkauf auf gute Qualität achten.

Der besondere Tipp
Wer sehr erschöpft ist und wem besonders die Säfte fehlen, sollte eine Kürbissuppe mit Kürbiskernen versuchen. Diese Kombinati-on bringt Saft und Kraft zurück. Diese Suppe ist sehr nahrhaft und sehr leicht verdaulich.

Wichtige Inhaltsstoffe
Ca. 15% Kohlenhydrate, 28% Eiweiße, 48% Fette, Vitamine A, B, E, C, D, , Selen, Zink, Phosphor, Eisen, Magnesium.

Leinsamen/Flohsamen

Heute kennt man Leinsamen vor allem wegen seiner abführenden Eigenschaften. Dies verdankt er vor allem den Schleimstoffen seiner Hülle. Weniger bekannt, aber genauso bedeutend sind die vielen Phytoöstrogene, die besonders in den Wechseljahren hilfreich sind. Das Leinöl gehört zu den Ölen mit dem höchsten Gehalt an Omega 3 Fettsäuren. Dieses hat viele gute Eigenschaften, unter anderem schützt es die Gefäße, belebt den Geist und stärkt das Nervensystem.

Geschmack, Energie
- Süß, warm
- Befeuchtend, abführend

Wirkrichtung
- Abführend, ballaststoffreich durch Schleimstoffe
- Nährt die Körperflüssigkeiten
- Schützt die Gefäße, das Herz
- Kräftigt das Nervensystem

Zubereitung/Warnhinweis

Hier ein wichtiger Hinweis:
Bei der Einnahme von Leinsamen oder Flohsamen ist es dringend notwendig, viel Wasser zu trinken. Am Besten ist es, diese vorher einige Minuten einzuweichen. Ansonsten besteht die Gefahr, dass die Saaten mehr Schaden als Nutzen anrichten. Füllen Sie einmal einen Esslöffel Flohsamen in ein halbes Glas Wasser. Sie werden sich wundern, wie sehr diese kleinen Saaten aufquellen. Ohne viel Flüssigkeit besteht die Gefahr, dass die Samen den Verdauungstrakt verkleben.
Richtig angewendet sind diese aber eine ausgezeichnete Hilfe bei einer Darmträgheit und trockenen Darmschleimhäuten.

Flohsamen eine vielfach stärkere schleimende Wirkung als Leinsamen.

Der besondere Tipp

Leinöl gibt es in sehr vielen Varianten. Schauen Sie mal, was die Spreewaldküche hier für einen Reichtum entwickelt hat. Auch über die Herstellung erfährt man hier viele wichtige Dinge.

Wichtige Inhaltsstoffe

Ca. 24% Eiweiße, 31% Fette, Vitamin E, B Vitamine, Linolsäure.

Mandeln

Mandeln gehören zu den beliebtesten und gesündesten Nüssen. Sie sind sehr verträglich, kaum jemand reagiert gegen sie allergisch. Neben allen guten Eigenschaften der Nüsse haben sie besondere Eigenschaften in der Frauenheilkunde. Aus Erfahrung gibt man sie in der Schwangerschaft und für die Zeit nach der Geburt. Mandeln sind ein vorzügliches Mittel für empfindliche Schleimhäute. Für Darmkranke gibt es kaum eine bessere Nahrung. Ihre sanften, öligen Ballaststoffe regen die Verdauung an, ohne die Schleimhaut zu reizen. Sie reinigen und beleben die Haut.

Geschmack, Energie
- Süß, warm
- Befeuchtend

Wirkrichtung
o Nährend, ideal für die Schonkost
o Befeuchten trockene Atemwege
o Befeuchten und kräftigen Haut und Schleimhäute
o Wirken milde abführend
o Unterstützen die Darmflora
o Stärken die Sehkraft
o Für Schwangere und nach der Geburt

Zubereitung

Mandeln eignen sich besonders für Süßspeisen, da sie selbst schon sehr süßlich schmecken. In der südlichen Küche findet man Mandeln aber auch in vielen herzhaften Gerichten. Versuchen Sie Aufläufe, Pfannen oder Wok Gerichte mit ganzen Mandeln zu bereichern. Versuchen Sie mal Mandeln über Nacht einzuweichen. Ihre Ballaststofffe haben eine überaus positive Auswirkung auf den Darm.

Vorsicht

Bittermandeln enthalten Blausäure und sind gerade für Kinder sehr gefährlich.

Der besondere Tipp

Mandelmilch kann man ohne große Mühe selbst herstellen. Geben Sie ca. 100 Gramm Mandeln in einen Mixer und zerhacken Sie diese sehr gründlich. Nun ca. 700 ml Wasser hinzufügen. Nochmals kräftig mixen. Nun geben sie noch nach Geschmack fünf bis zehn entsteinte Datteln dazu und mixen den Inhalt bis es anfängt zu schäumen. Stellen Sie, für den unwahrscheinlichen Fall, dass etwas übrig bleibt, den Rest bald in den Kühlschrank.

Wichtige Inhaltsstoffe

Ca. 5,5% Kohlenhydrate, 19% Eiweiße, 54% Fette, Vitamin E, B Vitamine, C, Folsäure, Kalzium, Magnesium, Eisen, Phosphor, Schwefel.

Mohn

Auch Mohn war einmal als Nahrungsmittel sehr weit verbreitet. Die schlesische Küche benutzt ihn heute noch sehr ausgiebig. Er hat sehr hochwertige Fette, die aufbauend und kräftigend wirken. Eine besondere Wirkung hat der Mohn auf das Nervensystem. Er stärkt und wirkt stark beruhigend. Überreizte und geschundene Nerven finden ihre Ruhe wieder.

Geschmack, Energie
- Süß, leicht bitter, warm
- Befeuchtend, abführend

Wirkrichtung
- Nährend, befeuchtend, aufbauend
- Stärkt die Nerven
- Beruhigend, bei Schlafstörungen
- Mildes Abführmittel
- Stimmungsaufhellend, psychisch aktives Mittel

Zubereitung

Am besten schmeckt Mohn, wenn er frisch gemahlen wird. Dann ist er ein Renner in Gebäck, Kuchen und anderen Süßspeisen. Er passt auch gut zu anderen Gerichten.

Vorsicht
Außer dem beachtlichen Kaloriengehalt gibt es keine Hinweise.

Der besondere Tipp
Mohn mit Rum gehört zu den alten schlesischen „Geheimrezepten". Hierzu benötigen Sie frisch gemahlenen Mohn, Zucker, (Mandel)Milch, Rosinen und Rum. Dies können Sie zu Gebäck oder mit Semmelbröseln zu Klößen verarbeiten.

Wichtige Inhaltsstoffe
Ca. 4% Kohlehydrate, 20% Eiweiße, 42% Fette, B Vitamine, Eisen, Kalzium, Phosphor, Kalium, Magnesium.

Oliven

Oliven gehören zu den ältesten und gesündesten Lebensmitteln. Wenige Lebensmittel schaffen es in diesem Umfang, nährend und entgiftend gleichzeitig zu sein. In den Ländern, in denen sie zu den Grundnahrungsmitteln gehören, gibt es deutlich weniger „Zivilisationskrankheiten". Sie schmieren den Körper, ohne ihn zu belasten. Dabei wirken Oliven deutlich unterstützend auf Entgiftungsprozesse der Leber.

Geschmack, Energie
- Süß, leicht bitter, kühl
- Befeuchtend, abführend

Wirkrichtung
o Steigern die Leistungsfähigkeit
o Stärken die Nerven
o „Schmieren" den Körper
o Befeuchtend, schützen Haut und Schleimhaut
o Senken den Cholesterinspiegel
o Tonisieren und entgiften das Blut
o Reinigen und entschlacken

Zubereitung
Eingelegte Oliven sind klassische Antipasti.
Sie schmecken als Beilage oder als Snack. Im Mittelmeerraum findet man Oliven in vielen Gerichten. Sie ergänzen Brotaufstriche, machen Auflaufe schmackhafter, passen auf Pizzas und in Quiches genauso wie in Bratlinge.

Vorsicht

Als Speiseöl sollte man kaltgepresste Öle verwenden. Da Olivenöl heute ein Massenprodukt ist, rate ich zu biologischer Qualität oder den Bezug von kleinen regionalen Erzeugern. Zu beachten ist noch, dass Olivenöl Gallensteine in Bewegung bringen kann.

Der besondere Tipp

Es gibt viel zu viele Zivilisationskrankheiten. Neben einem viel zu hohen Zucker- und Eiweißkonsum gehören schlechte Fette zu den Ursachen vieler Leiden. An der Qualität von Olivenöl sollte man nicht sparen, da dieses Öl den belasteten Körper schonend reinigt, pflegt und wieder aufbaut. Es gibt kaum ein besseres Lebensmittel für unsere moderne Welt als Oliven und Olivenöl.

Wichtige Inhaltsstoffe

Ca. 2% Kohlenhydrate, 1,5% Eiweiße, 14% Fette, Vitamine A, C, E, B1, B2, B6, Pantothensäure, Folsäure, Schwefel, Phosphor, Kalium, Magnesium, Kalzium, Eisen, Chlor.

Sesam

Die kleinen Samen sind wahre Kraftpakete. Neben hochwertigen Fetten, Eiweißen und Ballaststoffen enthält Sesam etwa zehnmal so viel Kalzium wie Kuhmilch. Die Milchindustrie hört das nicht so gerne. Kalzium stärkt nicht nur die Knochen, sondern wird auch für die gesunde Nerventätigkeit gebraucht. Hinzu kommen weitere wichtige Vitalstoffe. Bekannt ist Sesam für seine abführende Wirkung. In seiner „Heimat" Südasien schätzt man ihn als Schönheitsmittel für Haut und Haare. Außerdem gilt es als Mittel zur Steigerung von Fruchtbarkeit und Potenz.

Geschmack, Energie

- Süß, leicht bitter, neutral
- Befeuchtend, abführend

Wirkrichtung

- Baut Haut und Haare auf
- Stärkt Knochen, Zähne und Substanz
- Leichtes Abführmittel
- Schützt die Schleimhaut
- Hilft bei Menstruationsbeschwerden
- Stärkt die Nerven, beruhigend

Zubereitung

Tahin heißt das Mus, das man aus Sesam gewinnt. Es erobert zunehmend auch die westliche Küche. Es schmeckt als Brotaufstrich, aber es verfeinert auch Soßen und Suppen. Wenn man ungeschälten Sesam mit Meersalz anröstet und dann im Mörser mahlt, entsteht Gomasio, ein sehr schmackhaftes Gewürz. Man kann es leicht selbst frisch herstellen. Nur sollte man darauf achten, dass der Sesam nicht zu stark erhitzt wird. Dies vermeidet man, indem man die Pfanne immer wieder schwenkt, während man den Sesam röstet.

Vorsicht

Leider reagieren einige Menschen allergisch auf Sesam.

Der besondere Tipp

Sesamöl gehört in der Ayurveda Medizin zu den wichtigsten Mitteln. Insbesondere äußerlich angewandt zieht es tief in die Haut ein und ist so das ideale Massageöl. Auch für Cremes wird Sesamöl eingesetzt. Dieses Öl dient als ein Schönheitsmittel.

Wichtige Inhaltsstoffe

Ca. 10% Kohlenhydrate, 18% Eiweiße, 50% Fette, B Vitamine, Kalium, Kalzium, Magnesium, Phosphor, Selen, Eisen, Zink, Kieselerde, Lezithin.

Sonnenblumenkerne

Die Sonnenblume gilt als Symbol für Lebensfreude und Standhaftigkeit. Und diese Eigenschaften bekommt man von den Kernen. Sie gelten in der TCM als Mittel für die Essenz, jener magischen Substanz, die wir etwas salopp als Lebenskraft übersetzen. Als Zutat von Müslis oder Studentenfutter sind sie längst Teil unserer Küche geworden. Sonnenblumenkerne entfalten ihre ganze Kraft vor allem im angekeimten Zustand. Ihre vielfachen Vitalstoffe werden durch Enzyme und Vitamine ergänzt. Die reichlich vorhandenen Kohlenhydrate bringen schnell Energie, die Fette sorgen für die Ausdauer.

Geschmack, Energie

- Süß, bitter, kühl
- Befeuchtend, abführend

Wirkrichtung
- o Stärken die Lebenskraft, die Fruchtbarkeit
- o Nähren das Yin, die Haut die Schleimhaut
- o Bringen Kraft, Elan und Ausdauer
- o Reinigen und pflegen die Haut
- o Leicht abführend
- o Senken den Cholesterinspiegel
- o Nähren und reinigen das Blut

Zubereitung
Sie gehören in jede Nussmischung, Müslis oder Studentenfutter. Als Beigabe kann man sie beinahe zu jedem Gericht geben. Bratlingen, Salaten, Pfannengerichten geben sie Biss und Geschmack. Auch als Snack-Ersatz für Chips und Flips sind sie bestens geeignet.

Vorsicht
Selbst gegen Sonnenblumenkerne gibt es, wenn auch sehr wenige Allergien.

Der besondere Tipp
Sonnenblumenöl hat heilende Kräfte. Kaufen sie unbedingt nur kaltgepresstes Bioöl. Am besten entfaltet sich seine Wirkung, wenn es kalt verwendet wird.
Dies passt sehr gut z.B. zu Salaten. Man kann das Öl aber auch nach dem Kochen zu Suppen usw. hinzufügen.

Wichtige Inhaltsstoffe
Ca. 12% Kohlenhydrate, 22,5% Eiweiße, 49% Fette,
Vitamine E, B, K, Kalzium, Jod, Magnesium, Karotin.

Walnuss

Sie gehören zu den schmackhaftesten Nüssen. Schon die Römer schätzten ihre heilenden, nahrhaften Eigenschaften. Dies Nuss ist ein Kraftbündel, das anatomisch dem Gehirn ähnlich sieht. Und es stimmt tatsächlich, dass die Walnuss eine stark kräftigende Wirkung auf das Nervensystem hat. Auch die Sinnesorgane profitieren von ihr, Insbesondere die Augen. Außerdem regt sie den Leberstoffwechsel an, womit sie zu einem guten Entgiftungsmittel wird.

Geschmack, Energie
- Süß, leicht bitter, warm
- Befeuchtend, abführend

Wirkrichtung
- Stärkt das Nervensystem
- Verbessert die Konzentrationsfähigkeit
- verbessert die Lebenskraft, die Leistungsfähigkeit
- Kräftigt die Sinnesorgane, die Augen
- Unterstützt die Lebertätigkeit, entgiftend
- Stärkt die Fruchtbarkeit, die Potenz
- Leicht abführend

Zubereitung
Walnüsse kann man gut über Nacht einweichen. Sie schmecken dann noch besser und haben deutlich mehr aktivierte Vitalstoffe. Ihr nussig aromatischer Geschmack verstärkt sich dadurch noch. Walnüsse eignen sich hervorragend für Süßspeisen. Sie geben Kuchen, Gebäck oder als Füllung eine edle Variante. Auch zu Pfannengerichten, zu Bratlingen, im Wok oder zu Eintöpfen machen sie eine gute Figur. Man sollte sie allerdings nicht zu lange kochen, da sie sonst ihren Biss verlieren.

Vorsicht
Auch auf Walnüsse reagieren einige Menschen allergisch.

Der besondere Tipp
In Russland bereitet man aus Walnüssen eine Tinktur.
Hierzu nimmt man nicht ganz reife Nüsse und lässt diese in Wodka ca. 40 Tage lang im Dunkeln ziehen.
Diese Tinktur ist bekannt als vorbeugendes Mittel zur Stärkung des Immunsystems. Auch direkt bei Erkältungskrankheiten wird sie gerne genommen. Außerdem soll es Müdigkeit vertreiben, das Herz stärken und bei Diabetes helfen.

Wichtige Inhaltsstoffe
Ca. 10,5% Kohlenhydrate, 14,5% Eiweiße,
62% Fette, Vitamine A, C, E, B Vitamine,
Pantothesäure, Magnesium, Zink,
Selen, Kupfer, Eisen, Mangan.

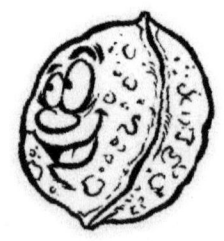

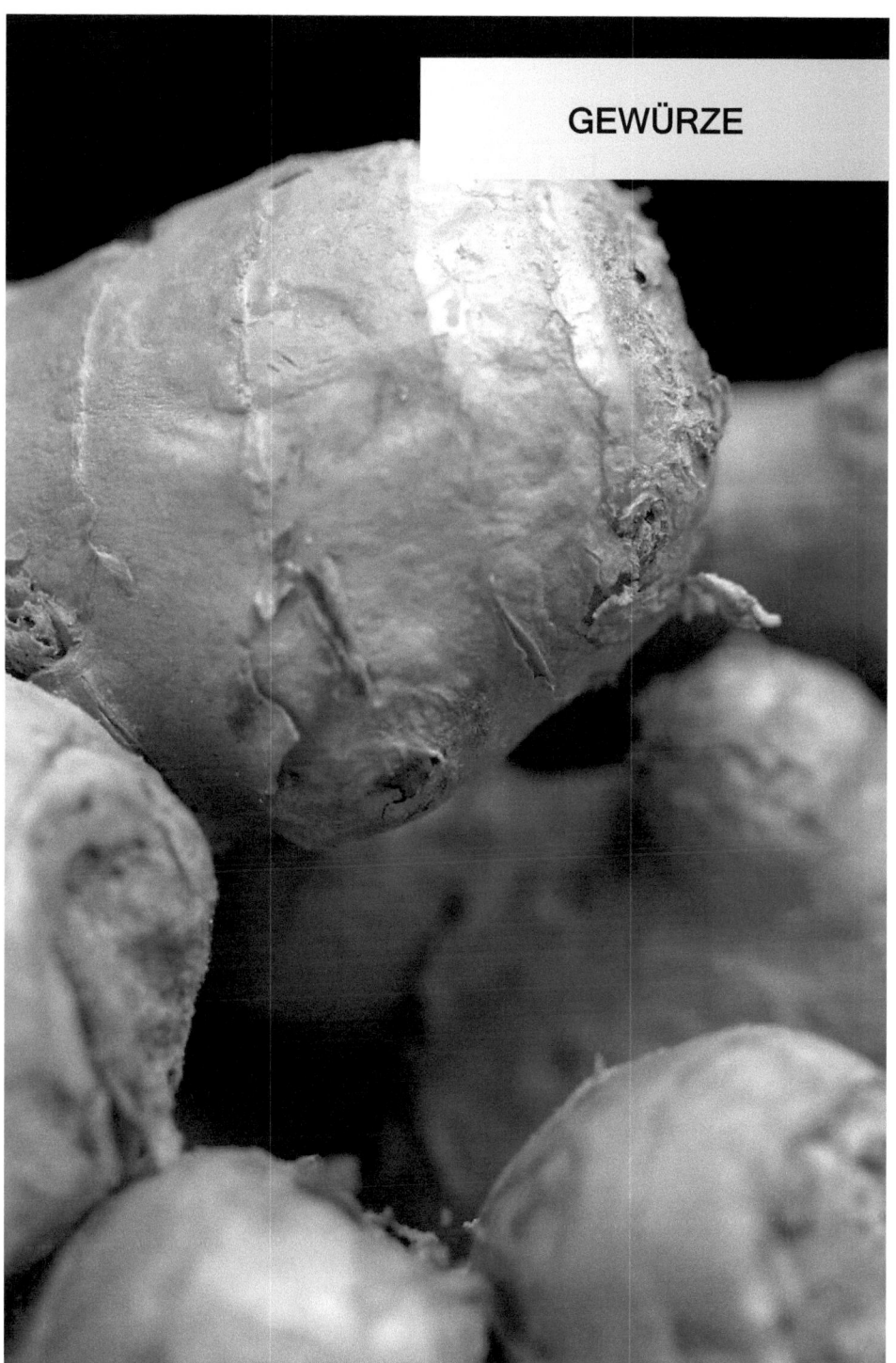

GEWÜRZE

Die besten Gewürze zu allen Speisen
sind Liebe und Humor

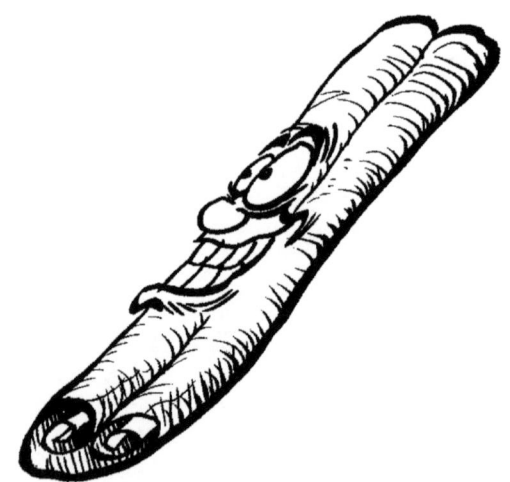

Gewürze

Kräuter und Gewürze sind konzentrierte Lebensmittel mit stark wirksamen Inhaltsstoffen. Deshalb ist die Grenze von Lebensmitteln zu medizinisch eingesetzten Heilpflanzen sehr fließend. Die genaue Beschreibung der Wirkung dieser Mittel würde den Rahmen dieses Buches völlig sprengen.

Traditionell haben Gewürze zwei wichtige Aufgaben:

- **Sie sollen die Speisen schmackhafter machen.**

- **Sie sollen Gerichte leichter verdaulich und bekömmlicher machen.**

So kann man also sagen, dass Gewürze dazu dienen, die Verdauung anzuregen, den Appetit zu fördern, die Speicheldrüsen zur Arbeit zu bewegen und die Darmbewegungen zu stimulieren. Sehr viele Gewürze haben einen scharfen Geschmack. Diese wirken wärmend und kräftigend. Sie bewirken auch, dass kühlende Lebensmittel eine wärmere Wirkung erhalten.
Erdbeeren, die eigentlich eine kühlende Energie haben, werden energetisch deutlich „wärmer", wenn man sie mit Zimt und Ingwer würzt.

Die bitteren Gewürze regen die Verdauungsorgane an, stärken den Gallefluss und die Entgiftung. Gerade bei fettigen, schwerverdaulichen Speisen passen bittere Gewürze wie Salbei, Lorbeer oder Kümmel besonders gut.

Es gibt zu speziellen Speisen spezielle Gewürze. So passen Vanille und Zimt hervorragend zu Süßspeisen. Dagegen passen Rosmarin, Salbei und Thymian eher zu herzhaften Speisen.
Man sollte beachten, dass Gewürze sehr intensiv schmecken. Weil die menschlichen Neigungen nun mal verschieden sind, sollte man bei der Auswahl und der Dosierung wissen, für wen man kocht.

Auch sollte man Warnhinweise beachten, die es für manche Gewürze gibt.

Anis

Anis hat neben dem scharfen auch einen süßlichen Anteil. Deswegen wirkt Anis nicht so trocknend wie etwa Ingwer. Er bringt die Verdauung in Gang und fördert die Speichelbildung. Anis wirkt schleimlösend, vor allem in den Bronchien. Anis passt am besten zu Süßspeisen, insbesondere in der kalten Jahreszeit. In der arabisch-asiatischen Küche findet man ihn auch bei herzhaften Speisen wie etwa Falafeln oder Linsengerichten.

Geschmack, Energie
- Scharf, süß, warm
- Leicht trocknend, schleimlösend

Vorsicht
Hitzige Menschen mögen ihn nicht, sie vertragen ihn auch nicht so gut.

Basilikum

Basilikum gehört zu den energetisch eher kühlen Gewürzen. Es regt die Verdauung an, aber auch die Entgiftung. Wohltuend entspannend wirkt es auf die Nerven. Es wirkt beruhigend und entkrampfend. Dazu wirkt es leicht entwässernd und unterstützt die Tätigkeit der Nieren.
Basilikum passt sehr gut zu Tomatensoßen, in Suppen und Salaten, auf Pizza und zu Brotaufstrichen.

Geschmack, Energie
- Leicht scharf, süß, leicht bitter, neutral bis kühl
- Leicht entwässernd

Vorsicht
Da es krampflösend wirkt, wird vom Gebrauch in der Schwangerschaft abgeraten. (Der Muskel der Gebärmutter kann dadurch seine gesunde Spannung verlieren und das Kind „loslassen".)

Bohnenkraut

Bohnenkraut hat eine stimulierende, krampflösende Wirkung. Es fördert Appetit und Durst. Es hilft bei Blähungen und einer gestörten Darmflora. Bei Durchfall wirkt es leicht stopfend. Bohnenkraut gilt auch als Aphrodisiakum. Man hat im Mittelalter den Mönchen verboten, Bohnenkraut anzubauen... Bohnenkraut passt natürlich zu Bohnen, aber auch zu Suppen, zu Rohkost-Gerichten oder zu Tomatensoßen.

Geschmack, Energie
- Scharf, leicht bitter, warm
- Entwässernd

Vorsicht
Nicht bei innerer Hitze verwenden.

Chili, scharfe Paprika

Chili ist ein sehr heißes Gewürz, das innere Kälte vertreibt und den Schweiß treibt. Es fördert stark die Durchblutung, besonders der Schleimhäute, wo es schleimlösend wirkt. Chili fördert die Verdauung und macht schwer verdauliche Nahrung leichter verdaulich. Chili passt zu Hülsenfrüchten, zu Eintöpfen, Soßen und Suppen. Da es so scharf ist, scheiden sich die Geister, wie „Hot" es sein darf.

Geschmack, Energie
- Scharf, heiß
- Trocknend

Vorsicht
Menschen die leicht schwitzen oder hohen Blutdruck haben, sollten Chili mit Vorsicht einsetzen.

Curcuma (Gelbwurzel)

Curcuma bildet die Grundlage von Curry. Es ist eher bitter und wirkt daher leicht entgiftend und entwässernd. Es regt den Stoffwechsel an und stärkt die Verdauungsorgane. Wegen der starken Gelbfärbung der Speisen wird es oft als „Gewürz fürs schöne Aussehen" benutzt. Curcuma passt bestens zu Reis, Getreide, zu eher schwerverdaulichen Gerichten, zu Gemüse aber auch zu Süßspeisen.

Geschmack, Energie
- Bitter, leicht scharf, etwas süß, kühl bis neutral
- leicht entwässernd

Vorsicht
Mit Vorsicht bei sehr trockener Haut oder Schleimhaut.

Dill

Seine sehr typischen ätherischen Öle machen ihn unverwechselbar in Geruch und Geschmack. Dill stimuliert die Produktion von Verdauungssäften, stimuliert den Appetit und „wärmt" den Magen.
Er wirkt auch beruhigend, krampflösend und hilft bei Menstruationsbeschwerden.
Da er bei Blähungen hilft, setzt man ihn gerne bei Lebensmitteln ein, die Blähungen verursachen, also etwa bei Hülsenfrüchten. Typisch ist seine Verwendung bei Gurken, insbesondere wenn diese eingelegt werden.

Geschmack, Energie
- Scharf, warm.
- Leicht entwässernd

Vorsicht
Der Geschmack wird von einigen als aufdringlich und unangenehm empfunden.

Estragon

Sein bitterer Geschmack unterstützt die Verdauungsorgane und die Entgiftung. Er wirkt krampflösend und beruhigend. Estragon wirkt schleimlösend und Harn treibend. Er wird gerne zu herzhaften Gerichten verwandt, aber auch zu Salaten und Spargel.

Geschmack, Energie
- Bitter, leicht scharf, süß, warm
- Entwässernd

Vorsicht
Sehr trockene Menschen sollten ihn mit etwas Vorsicht verwenden.

Fenchel

In der TCM gibt man ihn, wenn man von innen her friert und einem nicht mehr warm wird. Er stärkt so die Lebenskraft von innen. Viel bekannter sind die stimulierenden Eigenschaften auf die Verdauungsorgane. Bei Völlegefühl, Übelkeit, Appetitlosigkeit, Blähungen Bauchkrämpfen und Erschöpfung greift Fenchel unterstützend ein. Außerdem wirkt er diuretisch.
Fenchel wird meist als Tee getrunken. Ansonsten passt er zu Gebäck, Süßspeisen, aber auch zu herzhaften Gerichten.

Geschmack, Energie
- Scharf, süß, warm
- Leicht diuretisch

Vorsicht
Hitzige Menschen mögen und vertragen ihn meist nicht besonders gut.

Ingwer

Ingwer hat eine sehr warme Energie. Der getrocknete Ingwer wärmt stark von innen. Er wärmt den kalten Magen und bringt Appetit und Durst zurück. Der frische Ingwer wirkt ähnlich, aber zusätzlich auch Schweiß treibend. Man nimmt ihn bei Erkältungskrankheiten oder bei Abwehrschwäche. Frischer Ingwer wirkt schleimlösend und auswurffördernd. Ingwer wirkt allgemein stark trocknend. In der Küche passt er sowohl zu Süßspeisen wie auch zu herzhaften Gerichten. In Asien gehört er zu den „Basisgewürzen".

Geschmack, Energie
- Scharf, heiß
- Trocknend

Vorsicht
Hitzige Menschen sollten ihn meiden. Auch für trockene Menschen ist insbesondere der getrocknete Ingwer problematisch.

Kardamom

In der TCM benutzt man ihn bei „Nahrungsstagnation". Symptome für dieses Syndrom sind Völlegefühl, Übelkeit, wenig Appetit und fehlender Durst. Kardamom regt die Darmbewegungen und die Saftproduktion an und bringt den Nahrungsbrei so wieder in Bewegung. In der Küche passt er zu Süßspeisen wie Kompotten oder Kuchen. Interessanterweise gibt man ihn gerne zu Kaffee und Rum. In Asien wird er oft zu Reisgerichten verzehrt.

Geschmack, Energie
- Scharf, süß, warm
- Trocknend

Vorsicht
Kardamom ist warm und passt nicht zu sehr hitzigen Menschen.

Knoblauch

Knoblauch war schon immer ein wichtiges Küchengewürz. Er regt stark die Verdauungsorgane an, wärmt von innen und wirkt durchblutungsfördernd. Seine schleimlösende, entgiftende und ausleitende Funktion machen ihn zu einem wichtigen Mittel bei Zivilisationskrankheiten wie Arteriosklerose, Rheuma oder Gicht. Er wirkt antibakteriell und stärkt das Immunsystem. Auch soll er die Lebenskraft, die Fruchtbarkeit und die Libido steigern (wenn einem da nicht der Geruch einen Streich spielt...). Knoblauch findet sich in zahllosen Gewürzmischungen, Soßen, Suppen und generell in der herzhaften Küche. Beliebt ist er vor allem in der Mittelmeerküche.

Geschmack, Energie
- Scharf, süß, warm bis heiß
- Leicht trocknend

Vorsicht
Menschen, die sich sehr heiß fühlen und Menschen mit hohem Blutdruck sollten bei der Dosierung vorsichtig sein!

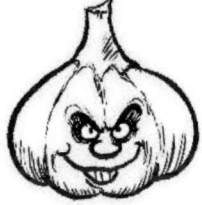

Koriander

Koriander enthält markante ätherische Öle. Er wirkt auf die Verdauungsorgane krampflösend, blähungswidrig, appetitanregend. Auch gegen Übelkeit und Völlegefühl wird er eingesetzt. Inzwischen gehört er zu den klassischen Brotgewürzen. Aber auch zu Kohl, Gurken, Essiggurken passt Koriander.

Geschmack, Energie
- Scharf, bitter, warm
- Leicht entwässernd

Vorsicht
Bei größerer Dosis wirkt er bei sehr trockenen Menschen zu stark entwässernd.

Kreuzkümmel (Cumin)

Kreuzkümmel wirkt krampflösend, wärmend und durchblutungsfördern. Er regt Magen und Darm zur Arbeit an und fördert die Speichelproduktion. Außerdem hat er eine schleimlösende und ausleitende Wirkung. In Nordafrika, Griechenland und auch in der Türkei spielt er eine wichtige Rolle in der Küche. Sein unverwechselbar riechendes ätherisches Öl wird gerne in Falafeln verwandt. Er ist häufiger Bestandteil in Gewürzmischungen, z.B. bei Currygewürzen, aber auch bei Brotgewürzen. Inzwischen hat es auch in der veganen Küche einen festen Platz, insbesondere bei Tofu- und Seitangerichten.

Geschmack, Energie
- Scharf, süß, warm
- Ausleitend

Vorsicht
Bei entzündlichen Schleimhäuten sollte er mit Vorsicht angewandt werden.

Kümmel

Sein charakteristischer Geruch stammt von ätherischen Ölen. Kümmel ist ein bekanntes Mittel bei Verdauungsschwäche und bei Blähungen. Er wirkt krampflösend und beruhigend. Da er leicht bitter schmeckt, fördert er die Lebertätigkeit und wirkt entgiftend und entwässernd. Man gibt ihn gerne zu schwerverdaulichen Mahlzeiten. Man verwendet ihn zu Sauerkraut und anderen Kohlarten. Viele mögen ihn in Brötchen oder anderen Backwaren. Auch Salate und Aufstriche wertet der Kümmel auf.

Geschmack, Energie
- Scharf, bitter, warm
- Entwässernd

Vorsicht
Man sollte nicht zu viel davon genießen, wenn die Säfte fehlen.

Liebstöckel

Das „Maggikraut" kennt geschmacklich fast jeder. Es ist ein intensives Gewürz, das immer beliebter wird. Liebstöckel fördert die Bildung von Verdauungssäften, belebt den Stoffwechsel und stärkt die Darmbewegungen. Liebstöckel wirkt auch durchblutungsfördernd.
Es wärmt den Unterleib und gilt als Mittel bei Menstruationsbeschwerden. Es wirkt harntreibend und regt die Leber an. Liebstöckel ist das ideale Suppen- und Soßengewürz. Wenn man einen intensiven Geschmack haben will, sollte man Liebstöckel versuchen.

Geschmack, Energie
- Scharf, leicht bitter, süß, warm
- Entwässernd

Vorsicht
Den doch sehr intensiven Geschmack mag nicht jeder Mensch.

Lorbeer

Lorbeerblätter nimmt man gerne zu Hülsenfrüchten, Kohl und zu fettigen Mahlzeiten. Es wirkt diuretisch und regt die Magensaft- und Galleproduktion an. So werden schwerverdauliche Speisen leichter bekömmlich.
Lorbeer gehört zu den wichtigen Gewürzen im Mittelmeerraum.

Geschmack, Energie
- Scharf, bitter, warm
- Entwässernd

Vorsicht
Lorbeer hat eine recht stark entwässernde Wirkung.

Majoran und Oregano

Majoran und Oregano sind nahe Verwandte. Sie wirken und schmecken auch ganz ähnlich. Sie gehören zu den klassischen Mitteln bei vielen Verdauungsbeschwerden, bei Völlegefühl und Appetitverlust. Sie wirken stark beruhigend und krampflösend. Dabei wirken sie stimmungsaufhellend und kräftigend. Sie lösen zähen Schleim aus den Bronchien und helfen bei Erkältungskrankheiten. Sie gehören zu den beliebtesten Gewürzen der Mittelmeerküche. Besonders Oregano ist das typische Pizzagewürz. Sie passen zu deftigen Speisen und finden sich zunehmend in veganen Produkten, die als „Fleischersatz" gelten.

Geschmack, Energie
- Scharf, leicht bitter, süß, warm
- Entwässernd

Vorsicht
Da beide die Spannung der Muskulatur der Gebärmutter lösen, sollte man in der Schwangerschaft vorsichtig sein.

Muskat

Es war früher sehr teuer und gehört immer noch zu den ganz edlen Gewürzen. Sein sehr typischer Geschmack verleiht den Speisen eine besondere Note. Muskat unterstützt und kräftigt die Verdauungsorgane, hilft bei Völlegefühl und Blähungen. Es wirkt entkrampfend und schleimlösend. Muskat passt wunderbar zu Kürbisgerichten, allerlei Suppen und Soßen, besonders zu Kartoffeln mit Spinat. Aber auch für Süßspeisen, etwa Mandelmilch mit Sirup, eignet sich Muskat hervorragend.

Geschmack, Energie
- Scharf, leicht bitter, warm.
- Entwässernd

Vorsicht
Muskat hat eine intensive Wirkung, weswegen man eine geringe Dosierung wählen sollte.

Nelke

Die Nelke gilt in der TCM als sehr warmes Gewürz, das von innen her wärmt und kräftigt. Es stärkt die Lebenskraft, die Verdauungskraft, die Abwehrkraft und die Herzkraft. Nelken sind schmerzlindernd und krampflösend, sie fördern die Durchblutung. Sie regen den Stoffwechsel an und unterstützen den Hormonhaushalt. Nelken passen nicht nur zu Süßspeisen, Marmeladen und Gebäck. Sie finden sich in Aufstrichen, Chutneys, Soßen und vielen Fertiggerichten.

Geschmack, Energie
- Scharf, warm bis heiß
- Trocknend

Vorsicht
Nelken haben eine sehr warme Energie, weswegen sie für hitzige Menschen nicht wirklich passen. Ihre stark beruhigende Wirkung wird manchmal unterschätzt.

Oregano (siehe Majoran)

Petersilie

Meist wird sie ganz frisch verwendet. Petersilie gilt als blutreinigend und entgiftend. Sie wirkt harntreibend und aktiviert die Nierentätigkeit. Petersilie wirkt leicht krampflösend und wird bei Blähungen und Verdauungsbeschwerden eingesetzt. Traditionell wird sie auch als Aphrodisiakum eingesetzt. Ganz modern findet man heute Petersilie in vielen Smoothies. Traditionell passt sie sehr gut zu Kartoffeln, Klößen, zu Suppen und Aufläufen. Natürlich auch zu Tofu und anderen herzhaften Gerichten passt die Petersilie.

Geschmack, Energie
- Scharf, leicht bitter, warm
- Leicht trocknend

Vorsicht
Es gibt in der TCM einen Warnhinweis für den Gebrauch in der Schwangerschaft.

Pfeffer

Pfeffer gehört zu den schärfsten und heißesten Gewürzen. In jeder Küche steht dieses einst so extrem teure Gewürz im Regal. Er erhöht den Stoffwechsel, macht warm und wirkt schweißtreibend. Pfeffer fördert stark die Durchblutung, hilft bei durch Kälte bedingte Krämpfe und Schmerzen. Es fördert den Speichelfluss und wirkt Appetit anregend. Pfeffer wärmt stark die Schleimhäute, wirkt dadurch schleimlösend und leicht trocknend.

Geschmack, Energie
- Scharf, heiß
- Trocknend

Vorsicht
Wer schon schwitzt, sollte Pfeffer meiden. Für empfindliche, entzündliche Schleimhäute ist er ungeeignet. Da er stark reizend wirkt, sollte er für kleine Kinder unzugänglich aufbewahrt werden (was leider selten gemacht wird und immer wieder zu Unfällen führt).

(Pfeffer)Minze

Die Minze gehört zu den wenigen kalten Gewürzen. Dementsprechend setzt man sie gerne im Sommer ein. Sie kühlt leichte Entzündungen und wirkt deshalb wohltuend bei Halsschmerzen oder bei Sodbrennen. Sie reinigt und erfrischt den Atem.
Zu alkoholischen Cocktails passt sie ebenso wie zu vielen anderen Getränken. In der Mittelmeerküche findet man sie auch an herzhaften Gerichten.

Geschmack, Energie
- Scharf, süß, kühl bis kalt
- Leicht trocknend

Vorsicht
Bei Erkältungskrankheiten kühlt die Minze noch mehr aus! Solange man friert, ist die Pfefferminze nicht geeignet!

Rosmarin

Rosmarin hat zwei sehr verschiede Geschmäcker: Kocht man ihn nur kurz, schmeckt er sehr aromatisch und etwas scharf. Kocht man ihn aber deutlich länger, wird er sehr bitter. Sein „scharfer Geschmack" kräftigt ähnlich wie Kaffee die Herztätigkeit und regt den Kreislauf an. Sein „bitterer Geschmack" regt die Verdauungsorgane und die Entgiftung an. Rosmarin passt sehr gut zu herzhaften Gerichten. Er ist ein wichtiger Bestandteil vieler Gewürzmischungen. Heute findet man ihn in der veganen Küche in vielen „fleischigen" Gerichten wie veganer Wurst oder Tofugerichten.

Geschmack, Energie
- Bitter, scharf, warm
- Trocknend

Vorsicht
Vorsicht bei hohem Blutdruck. Wer schlecht einschläft, sollte ihn abends vermeiden. Rosmarin sollten sehr trockene Menschen vorsichtig verwenden.

Salz (siehe „Geschmäcker")

Salbei

Die Grenze vom Gewürz zur Heilpflanze ist beim Salbei besonders schwer zu erkennen. Salbei hilft bei entzündlichen Krankheiten, wirkt antibakteriell. Es war eines der wichtigsten Heilmittel bei Verletzungen. Im Darmbereich räumt er mit Bakterien, Viren und Pilzen auf. Salbei ist appetitanregend und verdauungsfördernd. Außerdem wirkt er beruhigend und krampflösend. Er passt am besten zu herzhaften Gerichten.

Geschmack, Energie
- Bitter, leicht scharf, neutral bis kühl
- Trocknend

Vorsicht
Da Salbei wie ein Antibiotikum wirkt, sollte er nicht zu lange und nicht in zu großen Mengen benutzt werden.

Senf

Ähnlich wie Meerrettich enthält er sehr scharfe Öle. Er wirkt stark reizend auf die Schleimhäute und wirkt dort schleimlösend. Sein scharfer Geschmack wirkt durchblutungsfördernd und krampflösend. Senf wärmt von innen. Er fördert Appetit und Durst. Er hilft bei Völlegefühl und Übelkeit, was auf eine Stagnation im Verdauungstrakt schließen lässt. Senf reinigt die Lunge und wirkt bei Erkältungskrankheiten und stärkt das Immunsystem. Natürlich passt Senf am besten zu herzhaften Gerichten. Was wäre die (vegane) Weißwurst ohne den Senf! Er verfeinert Soßen und Pasteten, macht Suppen schmackhaft. Man findet ihn in vielen Brotaufstrichen und Gewürzmischungen.

Geschmack, Energie
- Scharf, süß, warm bis heiß
- Trocknend

Vorsicht
Sehr scharfer Senf kann empfindliche Schleimhäute reizen, sogar verletzen. Hitzige Menschen sollten lieber den süßen Senf verwenden.

Thymian

Während die meisten Gewürze ihre Hauptwirkung auf die Verdauungsorgane entfalten, wirkt Thymian vor allem auf die Lunge und die Bronchien. Er ist ein bewährtes Mittel bei Infektionskrankheiten. Thymian wird stark schleimlösend und ist deshalb ein wichtiges Mittel bei übermäßigem Schleim in der Lunge. Ähnlich wie Salbei wirkt er antibakteriell. Er stärkt dem Magen und den Dickdarm. Außerdem wirkt er harntreibend und trocknend. In der Küche wird Thymian selten alleine gegeben. Er ist Teil zahlreicher Gewürzmischungen, in Kräutersalz, Brotaufstrichen oder Suppengewürzen.

Geschmack, Energie

- Scharf, bitter, warm
- Trocknend

Vorsicht

Thymian wirkt wie Salbei antibakteriell und sollte deshalb nicht zu lange und in zu großer Dosis gegeben werden. Seine trocknende Wirkung wird leicht unterschätzt. Wer schon einen trockenen Reizhusten hat, sollte mit Thymian vorsichtig sein oder befeuchtende Mittel wie etwa Süßholz hinzufügen.

Vanille

Das beliebteste exotische Gewürz für Süßspeisen gehört zu den wenigen Gewürzen, die befeuchtend wirken. Vanille wird ohnehin nicht wegen einer therapeutischen Wirkung eingesetzt, sondern weil es so paradiesisch gut schmeckt. Vanille, wer hätte das gedacht, wirkt beruhigend und entspannend, es entlastet und nährt die Nerven. (Endlich ein medizinischer Grund für das Vanilleeis!). Auch soll es die Libido wecken und die Fruchtbarkeit steigern. So entschlüsselt sich das Geheimnis dieser exotischen Orchideenpflanze!

In der Küche passt Vanille nicht nur zu Süßspeisen. Es gibt auch herzhaften Gerichten eine neue Geschmacksrichtung.

Geschmack, Energie

- Süß, warm
- Leicht befeuchtend

Vorsicht

Die industriell hergestellte Vanille hat nur einen Bruchteil des Geschmacks der echten Vanille.

Zimt

Wer von innen friert, wird in Zimt einen wahren Freund finden. Zimt löst Verspannungen, die durch Kälte entstanden sind. Es wirkt durchblutungsfördernd und stärkt den Kreislauf. Bei Erkältungskrankheiten wirkt es schweißtreibend und stärkt die Immunabwehr. Zimt fördert den Appetit und den Durst. Es wärmt den kalten Bauch, die kalten Hände und Füße. Sogar bei Fruchtbarkeitsstörungen durch Kälte hilft Zimt.

Im Westen wird Zimt fast ausschließlich zu Süßspeisen verarbeitet. In Asien finden sich auch zahlreiche herzhafte Gerichte, in denen Zimt verwandt wird. Es passt zu Knödeln und Klößen, zu Möhren und Rüben.

Geschmack, Energie
- Scharf, süß, warm bis heiß
- Leicht trocknend

Vorsicht

Zimt ist weit weniger trocknend als zum Beispiel Ingwer. Wer friert und zu Trockenheit neigt sollte also lieber Zimt als Ingwer benutzen.

Sehr hitzige Menschen sollten Zimt eher meiden und mögen es meist sowieso nicht.

Kapitel 4

Rezepte und praktische Ratschläge

Nun folgt die praktischen Umsetzung. Sie finden hier viele Rezepte sowie Inspirationen für die eigene Zubereitung. Den größten Teil unserer Lebenskraft erhalten wir durch unsere Nahrung. Deshalb stehen zwei Aspekte in diesem Ratgeber im Vordergrund:

- *Die Speisen und Gerichte sollen möglichst viel Energie und Wärme liefern. Dann bauen sie das Yang auf.*

- *Die Speisen und Gerichte sollen unsere Körpersäfte und unsere Substanz stärken. Dann bauen sie das Yin auf.*

Um ein schmackhaftes und therapeutisch wirksames Gericht zu erstellen, sind folgende Dinge wesentlich:

- **Die Wahl individuell geeigneter Lebensmittel**
- **Die Zubereitung**
- **Die Gewürze**

Nun gehen wir in die Küche.

Die meisten Zutaten dieser Gerichte sind leicht zu besorgen, preiswert und überwiegend regional erhältlich. Die Rezepte sind bewusst einfach gehalten. Sowohl die Zutaten als auch die Zubereitung sollen im Alltag leicht anwendbar sein. Es geht in diesem Teil nicht um ausgefallene Exotik, sondern um die möglichst geschmackvolle, gesunde Wirkung der Gerichte.

Soweit möglich, wurde bewusst auf Lebensmittel aus Dosen verzichtet. Gerade bei Hülsenfrüchten führt dies zu einer längeren Vorbereitungszeit, da diese lange gekocht werden müssen. Der Aufwand ist aber nicht wirklich größer und Sie erhalten ein energetisch hochwertiges Essen!

Einige Hinweise zur Zubereitung der Gerichte

Getreide sollte man vor dem Gebrauch waschen. Reis, Hafer, Hirse usw. kann recht viel Staub enthalten, den man durch ein kurzes Spülen/Waschen durch ein Sieb leicht entfernen kann.

Fette und Öle

Fette, die man zum andünsten oder anbraten von Gemüse oder anderen Lebensmitteln benutzt, sollten am besten aus biologischem Anbau stammen. Es empfiehlt sich generell, die Fette nicht zu sehr zu erhitzen, sonst können bei empfindlichen Fetten wie etwa Olivenöl leicht Transfette entstehen, die den Organismus schädigen. Kokosfett ist unempfindlicher, da es weitgehend aus gesättigten Fettsäuren besteht. Wenn das Öl oder Fett in den Gerichten kein Hauptbestandteil ist, kann man diese leicht variieren.

Zum Thema **Hülsenfrüchte** und deren Zubereitung finden Sie im Kapitel über die Wirkung der Lebensmittel wichtige Informationen. Hier ein wichtiger Hinweis: Wenn Sie Hülsenfrüchte vorkochen, verzichten Sie bitte auf Salz im Kochwasser. Wenn Sie Bohnen usw. mit Salz kochen, bleiben diese sehr hart.

Sie finden zu jedem Gericht eine Beschreibung der Wirkung.
Diese können Sie genauer verstehen, wenn Sie die Wirkung der einzelnen Lebensmittel nachlesen. Wollen Sie die Wirkweise der Rezepte verändern, kann man das leicht durch die Wahl anderer Lebensmittel erreichen.

Die Variationen der Gerichte geben hier Vorschläge, wie man konkret vorgehen kann. Das Rezept schmeckt und wirkt anders, wenn man die Zutaten verändert. Es ist nicht schwierig, individuelle Rezepte zu erstellen. Versuchen Sie es!

Ich wünsche guten Appetit

Wir starten mit leckeren Suppen.
Das erste Gericht wird ausführlicher erklärt, damit die Vorgehensweise ersichtlicher wird. Dies soll Sie ermuntern selbst gesunde Gerichte zu erstellen.

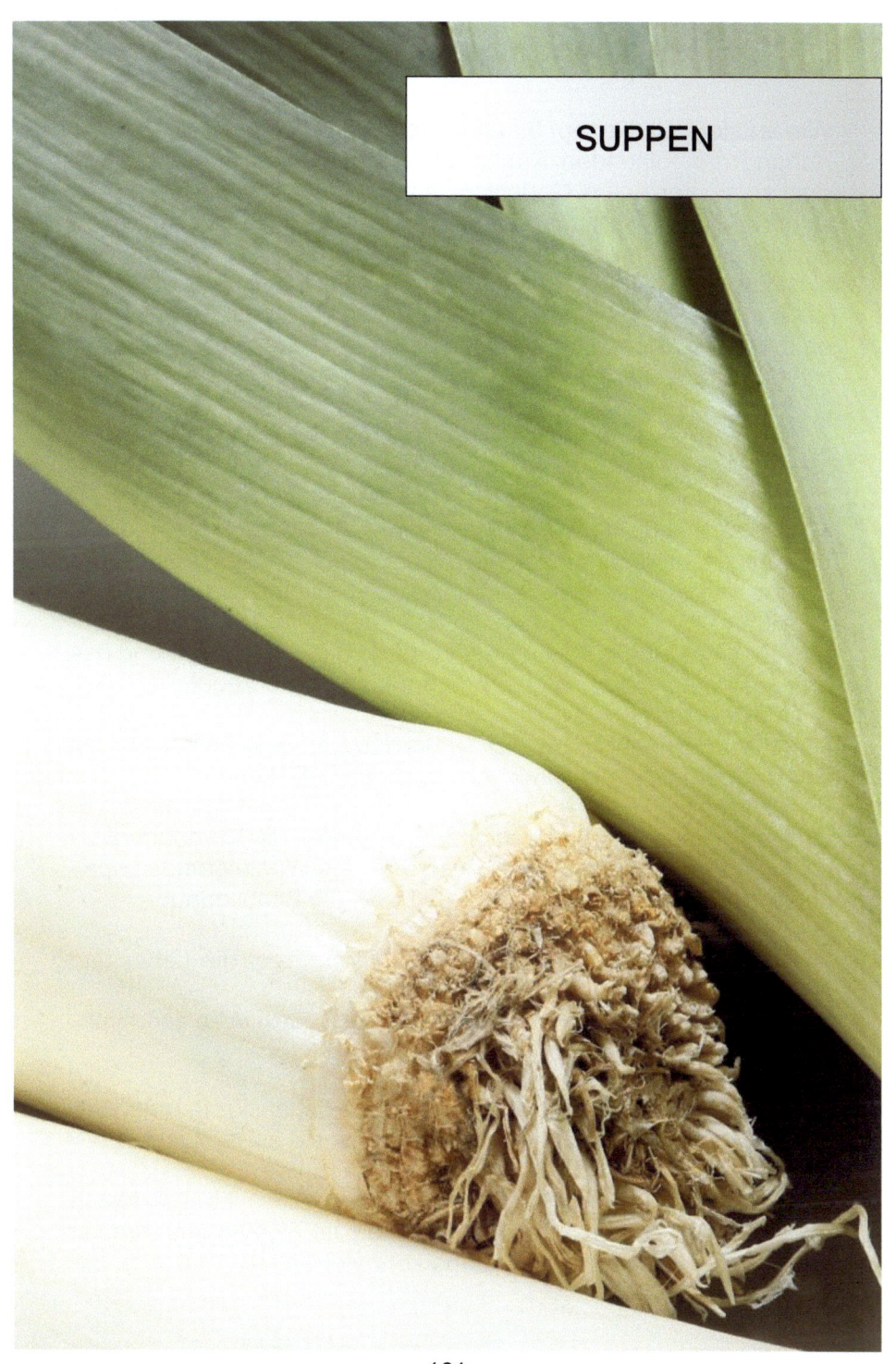

SUPPEN

Suppen

Wie entsteht ein Rezept für eine Kraftsuppe??

Anhand der folgenden Kraftsuppe kann man gut erklären, wie man so ein spezielles Gericht zusammenstellen kann.

Unsere Absicht ist es in diesem Beispiel, eine wärmende Suppe zu kochen, die die Lebenskraft stärkt und speziell die Abwehrkräfte mobilisiert.

Suchen wir zunächst einmal Lebensmittel, die unseren Wünschen entsprechen. Sie sollten gut miteinander harmonieren und natürlich gut schmecken!

Hierfür verwendete Lebensmittel und deren Wirkweise

Zwiebeln

sind scharf, süß und warm. Sie wärmen das Innere, stärken das Immunsystem, unterstützen die Verdauungskraft, stärken die Lunge und reinigen die Atmungsorgane von Schleimansammlungen.

Hafer

ist süß, warm und befeuchtend. Er stärkt die Lebenskraft und das Immunsystem. Hafer hilft bei Erschöpfung und Burnout.

Meerrettich

ist scharf und sehr warm. Er stärkt das Immunsystem, vertreibt Erkältungen, wirkt schleimlösend und entschlackend.

Möhren

sind süß, warm und befeuchtend. Sie stärken die Verdauungsorgane und unterstützen die Körpersäfte. Als Wurzelgemüse speichern sie Kraft und Saft und unterstützen die Blutbildung.

Grüner Paprika

ist bitter und etwas süß. Er wirkt entgiftend, regt die Leber und Magentätigkeit an.

(Sie wirkt hier als Ausgleich für die wärmenden, nach oben gerichteten Wirkungen der anderen Lebensmittel)

Walnüsse

sind süß, warm und fettig. Sie stärken die Lebenskraft, unterstützen die Verdauung. Außerdem schmecken sie äußerst lecker.

Salz

hilft dem Körper, Flüssigkeiten festzuhalten. Dies ist besonders in der trockenen, kalten Jahreszeit wichtig (Die Tibeter verzehren in ihrer extrem trockenen Umgebung sehr viel Salz!).

Leckere Wintersuppe für die Lebens- und Abwehrkraft

Hier nun das Rezept:

Zutaten für 2 Personen

1 große Zwiebel, 1 große Möhre, 1 grüne Paprika, 1 EL Gemüsebrühe, 1 Prise Salz, 2 EL Haferflocken, 1-2 EL Sonnenblumenöl, 1-2 Teelöffel Meerrettich, 3 EL gehackte Walnüsse, 0,7 l Wasser, Salz und Pfeffer, evtl. einige Croutons.

Zubereitung:

In einem Suppentopf die gewürfelte **Zwiebel** in Sonnenblumenöl glasig dünsten. Die nach Laune geschnittene **Möhre** und **Paprika** dazu geben. Mit ca. **0,7 Liter Wasser** auffüllen, den **Meerrettich** sowie die **Haferflocken** und **Walnüsse** hinzugeben. Das ganze ca. 25 Minuten köcheln lassen. Mit **Salz** und **Pfeffer** abschmecken. Mit Croutons servieren. Bon appetit!

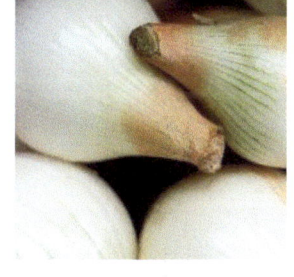

Wirkweise der Suppe:

Sie stärkt enorm die Abwehrkraft, unterstützt die Lebenskraft, wärmt von innen und unterstützt die Verdauungsorgane. Dabei wirkt sie Säfte- und Blut bildend. Gleichzeitig reinigt sie den Körper von Verschleimung und Schlackenstoffen.

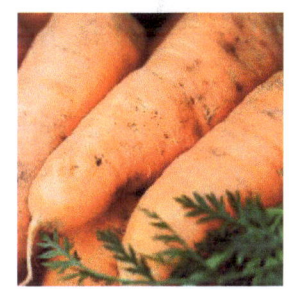

Erweiterung zum Eintopf

Sollten Sie Gefallen an dieser Suppe finden, kann man diese mit wenigen Mitteln zu einer Hauptmahlzeit ausbauen. Sie können Kartoffeln, Nudeln oder Reis als Beilage servieren. Oder Sie kochen diese direkt mit. Man kann Seitanwürfel mitkochen, um das Rezept gehaltvoller zu machen. Wenn man die befeuchtende Wirkung steigern will, kann man Reiscuisine hinzufügen oder mit saftigem Gemüse „nachhelfen".

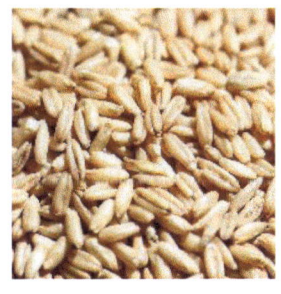

Nussige Curry Linsensuppe
Zutaten für 2 Personen:
80g Lauch, 40g rote Linsen, 400ml Wasser, 2 TL Gemüsebrühe, 150g Möhren, 1-2 Teelöffel Currypulver (oder 1 EL Currypaste), 40g Walnüsse, etwas Salz, nach Geschmack Tabasco (Chili).

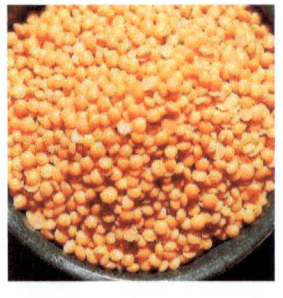

Zubereitung
Den **Lauch** kleinschneiden, mit den **Linsen,** dem **Curry** und der **Gemüsebrühe** in das heiße **Wasser** geben und 10 Minuten köcheln lassen. Derweilen die **Möhren** in Stifte schneiden, nach den 10 Minuten in die Suppe geben, die **Walnüsse** grob zerkleinern, ebenfalls in Suppe geben, nochmals ca. 5 Minuten köcheln lassen. Mit **Chili** und **Salz** würzen. Schon ist die Suppe fertig!

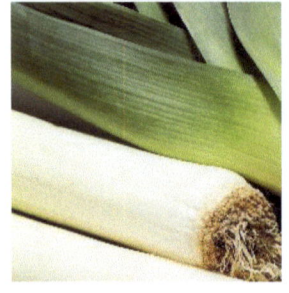

Beschreibung der Wirkweise:
Rote Linsen sind leicht verdaulich und kräftigen die Lebenskraft, Lauch ist scharf und bringt Wärme mit. Er stärkt das Immunsystem und die Verdauungsorgane. Curry regt den Stoffwechsel an. Die Möhren nähren, kräftigen und befeuchten den Organismus. Chili mit seiner Schärfe erzeugt Wärme und Bewegung.

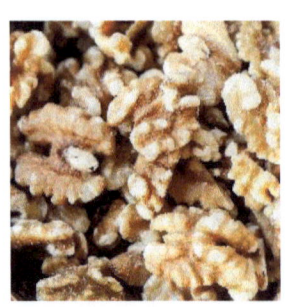

Variationen
Man kann hier auch andere Linsen verwenden. Je nach Sorte macht es Sinn, diese entweder vorher einzuweichen oder etwas länger zu kochen. Statt Lauch kann man sehr gut auch Knollenfenchel verwenden. Wenn man zu der Suppe Reis serviert (oder direkt mitkocht), erhöht sich die kräftigende Wirkung. Auch die Eiweißwertigkeit ist dann perfekt!

Kartoffelsuppe Prima Vera

Zutaten für 2 Personen:
2 Kartoffeln (ca. 250g), 2-3 Frühlingszwiebeln, 30g Bulgur,
2 EL (ca. 30g) Tahin, 2 EL Gomasio, 2 TL Gemüsebrühe,
500ml Wasser, Pfeffer, etwas Muskatnuss.
Tahin ist eine gemahlene Sesampaste, bzw. Sesammus. Gomasio besteht aus mit Salz geröstetem Sesam, der daraufhin verrieben wird. Gomasio kann man fertig kaufen, aber auch leicht selbst herstellen. Hierfür gibt es spezielle Sesammörser.

Zubereitung
Die **Kartoffeln** schälen und in kleine Würfel schneiden, die **Lauchzwiebeln** in feine Scheiben schneiden (ein Drittel davon aufbewahren). **Kartoffeln,** 2 Drittel der **Zwiebeln**, den **Bulgur**, die **Gemüsebrühe, Tahin** und den geriebenen **Muskat** im **Wasser** ca. 10-15 Minuten kochen. Die fertige Suppe mit den restlichen **Frühlingszwiebeln** und **Gomasio** bestreuen.

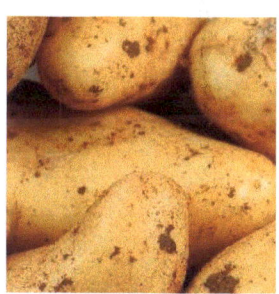

Beschreibung der Wirkweise:
Kartoffeln enthalten viel Stärke und damit Energie. Die Lauchzwiebeln wirken wärmend und durchblutungsfördernd. Bulgur gibt Kraft und wirkt leicht befeuchtend. Sesam baut das Yin auf. Er schützt und pflegt die Haut und die Schleimhäute. Muskat bringt Wärme ins Gericht und regt den Stoffwechsel an. Yin und Yang werden gleichzeitig gestärkt.

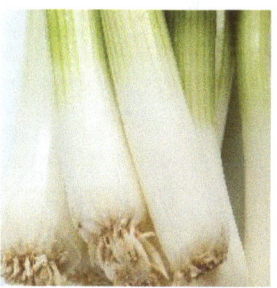

Variationen
Das Gericht ist nur scheinbar auf Sesam angewiesen. Versuchen Sie Mandelmus, Erdnussmus oder Haselnussmus. Das gleiche Gericht schmeckt so ganz anders und Sie werden damit Ihre Gäste verblüffen! Statt Kartoffeln eignen sich Möhren. Statt Bulgur kann man auch Quinoa, Grünkern oder Roggenschrot versuchen.

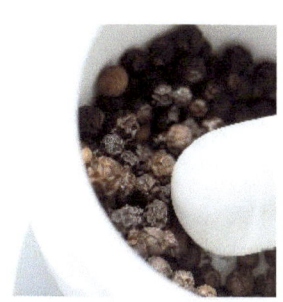

Scharfe ungarische Bohnensuppe mit Einlage

Zutaten für 2 Personen:

40g rote Bohnen, 80g roter Paprika, 6 Champignons, Tomatenmark, (Seitan/Tofu) Würstchen, 1 TL edelsüßer Paprika, scharfer Paprika, 1 große Zwiebel, 1 EL Kokosfett, 400ml Wasser, 1 EL Gemüsebrühe

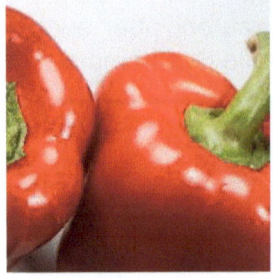

Zubereitung

Die **Bohnen** über Nacht einweichen (Einweichwasser abkippen), 1,5 Stunden (ohne Salz) kochen, dann die geschnittenen **Champignons, Paprika**, die **Gewürze** und das **Tomatenmark** zu den **Bohnen** geben. Die **Würste** als Ganzes einlegen, 10 Minuten kochen lassen. Unterdessen die **Zwiebel** in Ringe schneiden, in einer Pfanne mit dem **Kokosfett** leicht anbraten. Die fertige Suppe mit den **Zwiebelringen** belegen.

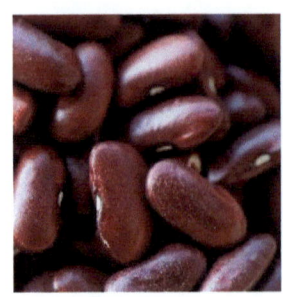

Beschreibung der Wirkweise

Rote Bohnen stärken die Lebenskraft, Zwiebeln kräftigen das Immunsystem, wärmen und kräftigen. Scharfe Gewürze erhöhen den Stoffwechsel und spenden innere Wärme. Die Pilze und das Tomatenmark wirken ausgleichend. Sie befeuchten und bauen Säfte auf. Die Seitan- oder Tofu Wurst enthält viele hochwertige Eiweiße. Sie wirkt nährend und kräftigend.

Variationen

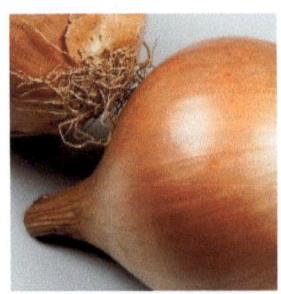

Man kann alle möglichen Hülsenfrüchte nehmen. Versuchen Sie mal Kichererbsen. Wenn es schnell gehen soll, nehmen Sie rote Linsen. Man kann Hülsenfrüchte vorkochen und einige Tage im Kühlschrank aufbewahren. Wenn Sie das Immunsystem stärken wollen, nehmen Sie noch Lauch oder/und Knoblauch dazu. Um das Yin aufzubauen und die Schleimhaut zu schützen kann, man Mandelmilch hinzugeben.

Holzfällersuppe vegetarisch

Zutaten für 2 Personen:

6 EL Croutons, 1 große Zwiebel,1 Scheibe Sellerie (ca. 80g), 250ml Hafermilch, 250 ml Wasser, 40g Bulgur, 2 Teelöffel Gemüsebrühe, 1-2 Esslöffel Sonnenblumenöl, Salz und Pfeffer zum Nachwürzen, nach Belieben etwas frische Petersilie.

Croutons: Ein Vollkornroggenbrot in kleine Würfel Schneiden. Diese in einer Pfanne solange auf niedriger Flamme anrösten, bis sie völlig trocken sind. Die Croutons luftdicht und trocken lagern.

Zubereitung

Die **Zwiebel** und den **Sellerie** in kleine Würfel schneiden. In einem Topf mit dem **Öl** auf kleiner Flamme 2-3 Minuten andünsten. Die **Hafermilch**, **Wasser**, **Gemüsebrühe**, **Bulgur** sowie die Gewürze hinzufügen und ca. 12 Minuten köcheln lassen. Die nun bereits fertige Suppe in die Teller füllen, die frische **Petersilie** und die **Croutons** darüber streuen. Danach kann man Bäume fällen!

Beschreibung der Wirkweise

Dieses Rezept enthält die Power von drei wichtigen Getreidesorten: Roggenbrot war traditionell das „Holzfällerbrot". Es enthält sehr viel Energie. Wenn man dieses Brot röstet, wird es leichter verdaulich und energetisch wärmer. Hafer ist eines der wichtigsten pflanzlichen Aufbaumittel überhaupt. Er befeuchtet und kräftigt. Bulgur ist ein vorgekochter, leicht verdaulicher Weizen, der die Wirkung der beiden Getreidesorten verstärkt. Dazu kommen Zwiebeln, die kräftigen und das Immunsystem stärken. Sellerie hat eine wärmende, die Verdauung anregende, leicht entgiftende Wirkweise. Pfeffer und Petersilie wärmen und regen den Stoffwechsel an. Die Fette liefern Energie und Ausdauer.

Variationen

Man kann auch andere Brotsorten oder Maisfladen nehmen. Nur von Weißmehlbroten ist abzuraten. Die Suppe kann beliebig mit verschiedenen Gemüsesorten erweitert werden. Es passen z.B. sehr gut Möhren, Kartoffeln, Blumenkohl, Fenchel. Wenn Ihnen die Suppe zusagt, sollten Sie auch unbedingt mal schwarzen Rettich als Zutat probieren. Als Ergänzung oder als Ersatz für Meerrettich passt Muskat sehr gut.

Edle mediterrane Tomatensuppe (mit Tortellini)

Zutaten für 2 Personen
1 große Zwiebel, 1 Knoblauchzehe, 8 Oliven, Olivenöl,
1 TL Oregano, etwas Pfeffer oder scharfe Paprika, 4 große
Tomaten, 2 EL Tomatenmark, 2 EL Reiscuisine, 300ml Wasser, 40g Pinienkerne, Basilikum   (Evtl. Tortellini dazu)

Zubereitung

Zwiebel, Knoblauch, Oliven, die Hälfte vom **Basilikum** kleinschneiden. In einem Topf auf kleiner Flamme in **Olivenöl** andünsten. Wenn Sie es gerne scharf mögen, eine kleine **scharfe Paprika** zerkleinern und mitkochen. Die **Tomaten** kurz in heißes Wasser legen, dann die Haut abziehen, in Stücke schneiden, zu den **anderen Zutaten** in den Topf füllen, das **Wasser, Tomatenmark, Oregano** und die **Reiscuisine** zugeben, ca. 10 Minuten köcheln lassen, pürieren. Die fertige Suppe mit **Pinienkernen** und einigen Blättern **Basilikum** garnieren. Wenn Sie daraus eine Hauptmahlzeit gestalten wollen, gekochte **Tortellini** dazu servieren.

Beschreibung der Wirkweise

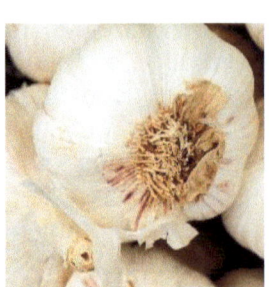

Diese Suppe wirkt Säfte aufbauend, stärkt die Verdauungsorgane und regt den Stoffwechsel an. Tomaten unterstützen die Verdauungssäfte. Pinienkerne und Oliven enthalten hochwertige Fette, die die Haut und Schleimhaut aufbauen und die Entgiftung unterstützen. Die Zwiebel wärmt und regt zusammen mit Oregano, Pfeffer oder Chili den Stoffwechsel an. Die Reiscuisine wirkt stark befeuchtend und nährend.

Variationen

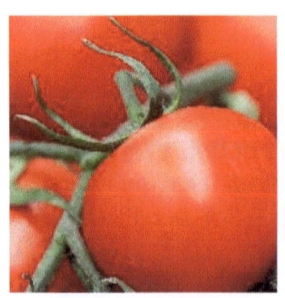

Tomaten kann man in diesem Gericht schlecht ersetzen. Wenn es schnell gehen muss, sind sicher auch passierte Tomaten aus dem Glas erlaubt. Die anderen Zutaten kann man austauschen. Es passen auch Lauch, süße Paprika, Zucchini, Pilze. Im Mittelmeerraum gibt man auch gern mal gewürfelte Datteln oder Feigen mit in die Suppe.

Sonnige Avocado- Zucchini Suppe mit Reis

Zutaten für 2 Personen
1 Zucchini, 1 kleine Zwiebel, 1 Avocado, etwas frischer Ingwer, 2 EL Sonnenblumenöl, 1 EL Gemüsebrühe, 400ml Wasser, 40g Bulgur, Salz, Pfeffer, 100ml (vegane) Sahne, Sonnenblumenkerne, evtl. 200g roter Reis als Beilage

Zubereitung

Zwiebel, **Zucchini**, und **Avocado** kleinschneiden, **Ingwer** sehr klein schneiden. Diese Zutaten in etwas **Sonnenblumenöl** leicht anbraten. Mit **Gemüsebrühe** (und **Wasser**) sowie mit dem **Bulgur** aufkochen, ca. 15 Minuten köcheln lassen, leicht pürieren, mit **Salz** und **Pfeffer** abschmecken. Mit (gerösteten) **Sonnenblumenkernen** und einem **Sahnehäubchen** garnieren. Wenn Sie eine Beilage dabei haben möchten, passt hierzu sehr gut (roter) **Reis**, den man dann entsprechend zubereitet.

Hinweis

Nicht jeder mag es, auf Ingwerstücke zu beißen, auch wenn diese noch so klein geschnitten sind. Sie können frischen Ingwer auch auspressen und den Saft verwenden. Oder man kocht größerer Stücke mit und entfernt diese, wenn das Gericht fertig ist.

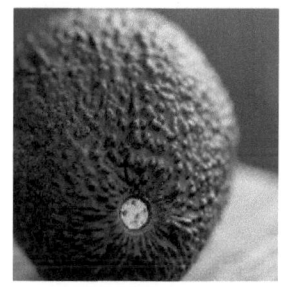

Wirkung

Diese Suppe wirkt stark befeuchtend und kräftigend. Avocado und Sonnenblumenkerne besitzen sehr hochwertige Fette. Die Sahne, die Zucchini (und die Avodcado) liefern viele Säfte, die diese an den Organismus abgeben. So unterstützt diese Suppe die Verdauungssäfte, befeuchtet die Haut und die Schleimhäute. Die Zwiebel und der Ingwer wärmen und regen den Stoffwechsel an. Hierzu passt der rote Reis, der kräftigt und befeuchtet.

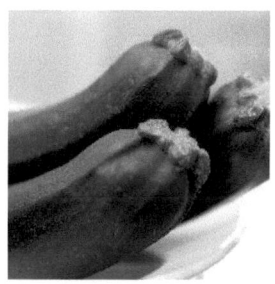

Cremige Brokkolisuppe mit schwarzen Nudeln

Zutaten für 2 Personen
2 TL Olivenöl, 200g Brokkoli, 1 große Möhre, 400ml Wasser,
1-2 EL Haferflocken, 1-2 EL Reiscuisine, 1 TL Gemüsebrühe,
etwas Muskat, dazu schwarze Reisnudeln

Zubereitung

Das **Olivenöl** in einem Topf leicht erhitzen. Den **Brokkoli** und die **Möhre** in Stücke schneiden, in dem Topf kurz andünsten, mit **Wasser, Haferflocken, Reiscuisine, Gemüsebrühe** und **Muskat** aufkochen, 10-15 Minuten kochen lassen. Grob pürieren, mit den in der Zwischenzeit gekochten **schwarzen Nudeln** servieren.

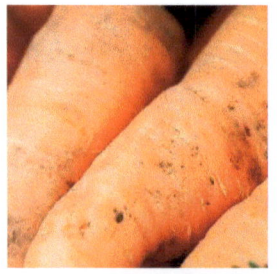

Wirkung

Diese Suppe wirkt stark befeuchtend und auch kräftigend. Brokkoli, Möhren, die Reiscuisine und Hafer wirken Säfte aufbauend und schützen die Schleimhaut. Hafer und Möhren wirken kräftigend und wärmend. Die Reisnudeln geben Kraft und Saft. Muskat wärmt und regt den Stoffwechsel an.

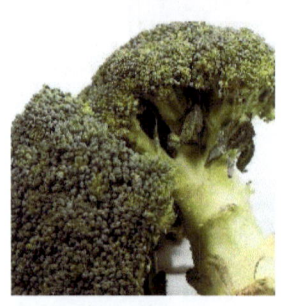

Variationen

Schwarze Nudeln sind optisch eine Bereicherung. Diese kann man durch Reis ersetzen. Je mehr Haferflocken Sie beigeben, desto breiiger wird die Suppe. Je mehr Cuisine Sie hinzugeben, desto cremiger wird das Gericht. Wer gerne mehr wärmende Eigenschaften möchte, sollte die Suppe schärfer würzen. Man kann andere Gemüsesorten verwenden. Es eignen sich hervorragend Zucchini, Kürbisse oder rote Beete. Auch ein Apfel kann eine besondere Note bringen. Versuchen Sie die Suppe mit Kürbiskernöl, das bringt eine ganz andere Geschmacksrichtung in das Rezept. (Öl erst ganz am Schluss beifügen.)

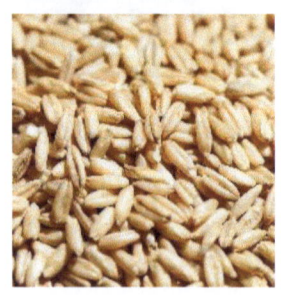

Traditioneller Reisbrei (Congee, Reisporridge)

Das Wort Congee kommt wohl aus der südindischen Tamil Sprache. Die Aussprache lautet in etwa „Koondschi". Im Osten Asiens ist es bis heute weit verbreitet, morgens eine warme Suppe einzunehmen, die Reis als Grundlage hat. Das Grundrezept für die klassische Reissuppe ist denkbar einfach: Es besteht aus Reis und Wasser. Der Reis wird (in China) traditionell ca. 4 Stunden lang in etwa der zehnfachen Menge Wasser gekocht.

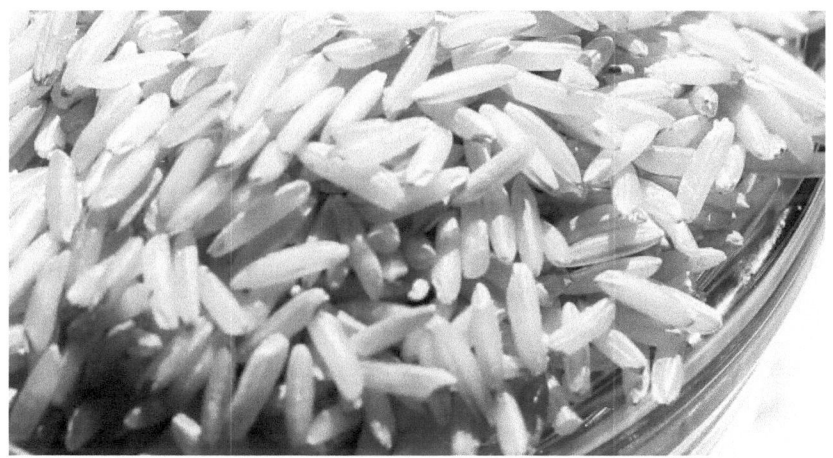

Zubereitung des Grundrezeptes einer Reissuppe

Zutaten für 2 Personen:
50g Vollreis, ca. 500ml Wasser (Je nach Reis entsprechend mehr Wasser nehmen)
Der **Reis** wird kurz gespült, um Staub zu entfernen. Dann wird er mit dem **Wasser** 4 Stunden auf kleinster Flamme gekocht.

Nun gibt es schon beim Grundrezept einige Variationen. Die verschiedenen Reissorten nehmen unterschiedlich viel Wasser auf. Langkornreis „verbraucht" etwas weniger Wasser als Rundkornreis. Je mehr Wasser man nimmt, desto mehr wird es zur Suppe. Nimmt man gerade so viel Wasser, dass der Reis die gesamte Menge aufnimmt, entsteht ein Brei. Diesen Brei kann man einige Tage im Kühlschrank aufbewahren.
Man kann also vorkochen, was bei dieser langen Kochdauer Sinn macht.

Reis enthält Stärke, die nach dieser langen Kochzeit weitgehend zu Zucker verkocht wurde. Deshalb schmeckt diese Suppe leicht süßlich, ansonsten ist diese geschmacksneutral. Dies hat den Vorteil, dass man daraus in alle Richtungen kochen und experimentieren kann. Leider nimmt man heute immer häufiger polierten Reis. Dieser sieht (angeblich) optisch besser aus und ist auch schneller zubereitet. Es fehlen aber wertvolle Inhaltsstoffe, die der Organismus benötigt. Da Reis in vielen Ländern das mit Abstand am meisten verzehrte Lebensmittel ist, treten immer mehr Krankheiten auf. Insbesondere Diabetes verbreitet sich enorm.

Okayu
In Japan heißt diese Speise „Okayu". Der Reis wird deutlich kürzer gekocht, ca. eine Stunde, und man nimmt weniger Wasser, so dass ein Brei entsteht.

Wirkung:
Congees sind sehr leicht verdaulich. Deshalb eignen sie sich in besonderer Weise als Schon- und Aufbaukost. Die Lobeshymnen auf dieses absolut einfache Gericht sind so alt wie umfangreich. Congee gibt Kraft, macht satt, stärkt die inneren Organe, reinigt den Darm, schützt die Schleimhäute, befeuchtet die Haut, leitet überschüssiges Wasser aus, stärkt die Abwehrkraft und lässt Energien im Körper leichter fließen. Es ist empfehlenswert, sich der Tradition Asiens anzuschließen und Congees als Frühstück zuzubereiten. Man bekommt Kraft und Ausdauer für Stunden. Congees sind erstaunlich sättigend. Sie finden nun hier einige sehr einfache Rezepte, die man leicht variieren kann.

Hinweis
Congee ist ein Grundrezept, das man zusammen mit anderen Zutaten zubereitet. Man kann sie süß oder herzhaft gestalten.
Wenn man die kräftigende Wirkung verstärken will, kann man die Zutaten gleich mitkochen. Das macht bei einigen Lebensmittel wie etwa Zwiebeln auch Sinn. Allerdings verkochen die Zutaten meist vollkommen. Erwarten Sie also keinen „Biss" von Zutaten, die über Stunden gekocht haben. Selbst wenn man zum fertigen Congee Rohkost wie etwa Bananen oder anderes Obst genießt, wird eine wärmende Wirkung bleiben. Dafür sorgt das Grundrezept. Man kann Zutaten austauschen oder ergänzen, je nachdem, welchen Geschmack oder welche Wirkung man haben möchte. Experimentieren Sie, auch wenn nicht gleich jeder Versuch gelingt.

Süße Congees

Winter Mandel-Zimt Congee

Zutaten für 2 Personen:
Congee Grundrezept erstellen (oder aufwärmen) 100g Mandeln, 80g Rosinen, 1 TL Zimtpulver, Agavensirup oder Honig

Zubereitung

Congee nach Grundrezept zubereiten.
Die **Mandeln** und die **Rosinen** über Nacht einweichen, mit dem fertigem **Congee** ca. 3-6 Minuten köcheln lassen, mit **Zimt, Sirup** und evtl. einer kleinen Prise **Salz** abschmecken.

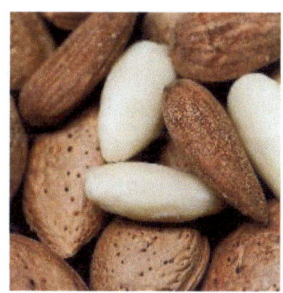

Wirkung

Baut Yin und Yang auf. Alle Zutaten enthalten eine Menge Energie. Zimt wärmt von innen, Mandeln schützen und pflegen die Haut und die Schleimhaut. Rosinen bauen Säfte auf und geben, zusammen mit dem Sirup, schnelle Kraft.

Variationen

Statt Mandeln kann man andere Nüsse nehmen. Man muss die Mandeln nicht unbedingt einweichen. Auch kann man gestiftete Mandeln verwenden und diese anrösten. Statt Rosinen passen auch Aprikosen, Datteln oder Feigen gut in dieses Rezept.

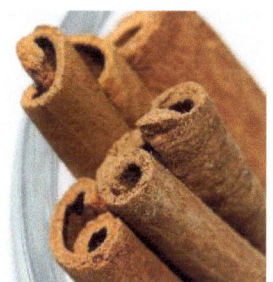

Apfel-Ingwer Congee

Zutaten

Congee Grundrezept erstellen (oder aufwärmen), 1 Frischer Apfel, frischer Ingwer, Walnusskerne, Hafermilch

Zubereitung

Ingwer schälen, in sehr kleine Stücke schneiden. **Apfel** in mittelgroße Stücke schneiden, mit **Walnusskernen** und **Ingwer** kurz in **Hafermilch** aufkochen, das **Congee** kurz mitkochen, servieren, genießen.

Wirkung

Der Apfel bringt einen frischen Aspekt in die Mahlzeit. Er regt den Appetit und die Verdauung an. Ingwer wärmt und bringt den Stoffwechsel in Gang. Walnusskerne und Hafer stärken die Lebenskraft.

Variationen

Statt eines Apfels kann man auch andere Obstsorten wählen. Es passen Birnen, Pflaumen, Pfirsiche, Kirschen. Man kann andere Nüsse wählen, etwa Haselnüsse oder Cashewkerne. Man kann auch kandierten Ingwer, Ingwersaft oder Ingwerpulver verwenden.

Schoko-Dattel Congee

Zutaten

Congee Grundrezept zubereiten, einige Datteln, 3 EL Sonnenblumenkerne, Kakao/Schokopulver, (Soja)milch

Zubereitung

Sonnenblumenkerne einweichen, mit den kleingeschnittenen **Datteln** und dem **Schokopulver** in **Sojamilch** kurz aufkochen, mit dem **Congee** kurz erhitzen.
Evtl. noch etwas **Süßungsmittel** und eine Prise **Salz** dazu geben.

Wirkung

Datteln und Sonnenblumenkerne stärken die Lebenskraft und wirken Säfte aufbauend. Kakao befeuchtet, kräftigt, macht glücklich. Die Sojamilch verstärkt den gesunden Eiweißmix des Menüs.

Variationen

Statt Datteln passen auch Feigen sehr gut. Andere Nüsse wie Walnüsse oder Erdnüsse würden hier auch gut passen. Wer Sojamilch nicht mag, sollte auf Hafermilch ausweichen.

Karibisches Congee für Kraft, Saft und Seele

Zutaten für 2 Personen:
Congee erstellen (siehe Grundrezept), 4 EL Kokosflocken,
2 reife (kleine) Bananen, Vanillepulver, Rohrzucker,
eine Prise Salz

Zubereitung

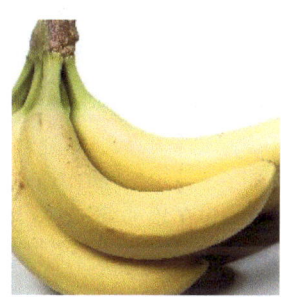

Congee zubereiten (oder vorbereites Congee kurz erhitzen).
Dem warmen Congee die **Vanille**, den **Rohrzucker** sowie eine kleine Prise **Salz** beigeben und ca. 2 Minuten ziehen lassen. Mit **Kokosflocken** bestreuen. Die **Banane** in Stücke schneiden und oben auf das fertige Congee legen. Wer auch immer geglaubt hat, Congees würden nicht schmecken, wird spätestens hier bekehrt!

Wirkung

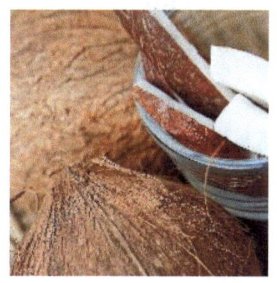

Kokosflocken wirken kräftigend und befeuchtend, Bananen wirken befeuchtend, sättigend und geben Energie, Vanille ist gut für die Seele.
Dieses Rezept tonisiert die Kraft und baut Körpersäfte auf.

Variationen
Eine harte Banane ist gut für Menschen, die körperliche Anstrengungen haben. Sehr schwache Menschen sollten lieber eine sehr reife Banane verwenden.

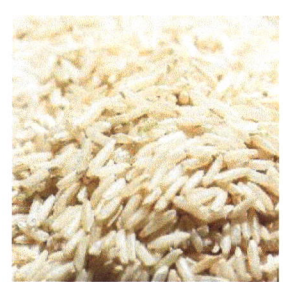

Die Kokosflocken kann man einweichen oder kurz mitkochen. Sie sind dann leichter verdaulich, aber auch nicht mehr so knusprig.
Die Zutaten lassen sich leicht variieren. Wer gerne frisches Obst dabei haben möchte, sollte mal eine Mango oder Kiwi versuchen. So bleibt man bei exotischen Träumen...

Herzhafte Congees

Auch hier sind die Möglichkeiten schier unbegrenzt. Grundsätzlich gibt es zwei Möglichkeiten:

Man kocht die Zutaten (zumindest teilweise) mit dem Reis
Der Vorteil ist, dass die Lebensmittel energetisch aufgeschlossen werden. Sie werden leichter verdaulich, wärmer in ihrer Energie und kräftigender. Allerdings verkochen die Lebensmittel meist vollkommen. Für die lange Kochzeit eignen sich zum Beispiel Zwiebeln, Lauch, Sellerie, Rettich, Weißkohl, Bohnen, Erbsen.

Man verarbeitet die Zutaten separat
Wer etwas Biss haben und auch einige Vitamine dabei haben will, sollte einige Zutaten lieber nur kurz andünsten. Man gibt diese dann erst am Schluss zu dem Congee hinzu.
Hierfür eignen sich insbesondere leichter verdauliche Gemüsesorten wie Blumenkohl, Brokkoli, Tomaten, Pilze, Zucchini, Auberginen, Radieschen.
Nüsse kann man über Nacht einweichen und diese dann ebenfalls kurz vor dem Servieren mit aufkochen.

Congees laden zu Experimenten ein.
Mit wenigen „Griffen" kann man sowohl den Geschmack als auch die Wirkung verändern. Scharfe Gewürze verstärken die wärmende Wirkung. Saftige Gemüsesorten unterstützen die Saftbildung. Nüsse und Ölsaaten bringen Substanz, sie bringen die Verdauung in Gang und schützen die Schleimhaut.

Herbst Congee mit Fenchel und Kartoffeln

Zutaten

Congee Grundrezept,1 Kartoffel, 1 Fenchelknolle, einige Cashewnüsse, 1 EL Sonnenblumenöl, etwas Salz und Pfeffer

Zubereitung

Die **Kartoffel** und den **Fenchel** in kleine Streifen oder Würfel schneiden, zusammen mit dem **Öl** und den **Cashewnüssen** ca. 10 Minuten auf kleiner Flamme in einer Pfanne anbraten, dabei mehrfach umrühren, mit Salz und **Pfeffer** abschmecken, auf das fertige, bzw. angewärmte Congee aufbringen.
Bon Apetit!

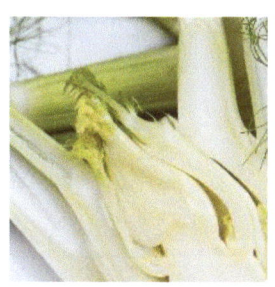

Wirkung

Fenchel wärmt von innen, stärkt das Immunsystem, regt die Verdauung an und reinigt die Atemwege. Kartoffeln geben Kraft und Ausdauer. Beide ziehen überschüssiges Wasser aus dem Körper. Cashewnüsse wirken nährend und befeuchtend und wirken mild abführend.
Die Fette bauen das Yin auf und pflegen die Haut und die Schleimhäute.
Dieses Rezept wirkt mild abführend, da es viele Ballaststoffe enthält.

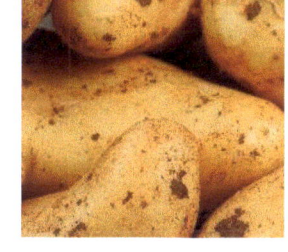

Variationen

Der Fenchel gibt den Takt vor, weswegen er nicht leicht zu ersetzen ist. Statt Kartoffeln kann man Süßkartoffeln, Möhren oder Rüben nehmen. Es passen auch Erdnüsse oder Mandeln.

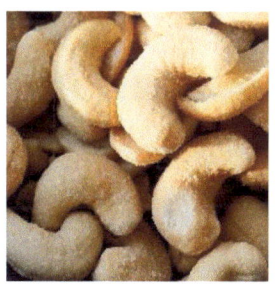

Congee für ein langes Leben

Zutaten für 2 Personen
Congee Grundrezept, 50g Reis, 500ml Wasser, 1 Zwiebel,
20g rote Bohnen, 1 Scheibe Sellerie, 1 scharfe Paprikaschote

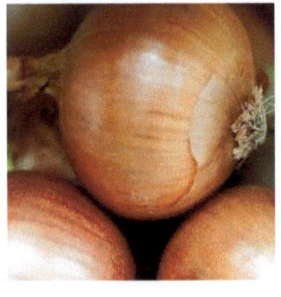

Zubereitung

Rote Bohnen über Nacht einweichen, Einweichwasser abkippen. Bis auf das Salz
alle Zutaten in einem Topf bei schwacher
Hitze drei bis vier Stunden kochen lassen.
Etwas nachsalzen oder mit Gemüsebrühe
abschmecken.

Wirkung

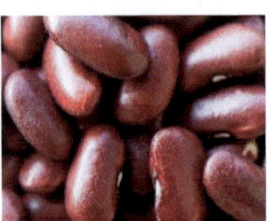

Ein denkbar einfaches Rezept mit einer
großen Wirkung. Das Loblied auf Congee
haben wir bereits gesungen. Rote Bohnen
stärken die Lebenskraft. In Kombination
mit Reis erhält man einen höchstwertigen
Eiweißcocktail. Zwiebeln stärken die Abwehrkraft, reinigen und befeuchten den
Körper. Sellerie unterstützt diese Wirkung, regt die Verdauungsorgane an und
unterstützt die Entgiftung. Die Peperoni
wärmt von innen und regt den gesamten
Stoffwechsel an.

Variationen

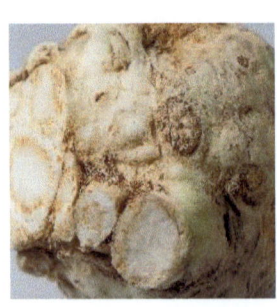

Statt roter Bohnen kann man auch andere
Bohnen, Kichererbsen oder grüne Erbsen
verwenden. Man kann Gewürze wie Meerrettich oder Senf verwenden. Natürlich
kann man hier zuletzt noch andere Zutaten hinzufügen. Hochwertige Fette erhält man z.B. mit einer frischen, reifen
Avocado. Dann schmeckt die Suppe auch
deutlich cremiger. Frische Gewürze wie
Petersilie oder Schnittlauch machen die
Suppe frisch, dekorativ und schmackhaft.

Indisches Curry Congee

Zutaten
Congee, Blumenkohl, Lauchzwiebel, Curry, Gemüsebrühe

Zubereitung
Gemüsebrühe in etwas Wasser auflösen, darin den geschnittenen **Blumenkohl** und **Lauchzwiebeln** mit **Curry** ca. 8 Minuten andünsten, über den vorbereiteten **Congee** geben.

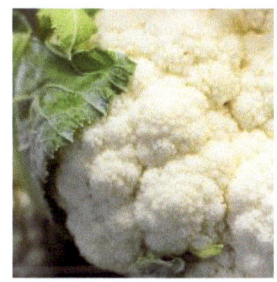

Wirkung
Blumenkohl gibt Kraft und Saft, die Lauchzwiebel wärmt und reinigt die Lunge. Curry gibt dem Stoffwechsel neuen Schwung.

Variationen
Statt Blumenkohl eignet sich hier sehr gut Brokkoli. Man kann auch Zucchini nehmen, dann steht eher der Aufbau von Säften im Vordergrund.

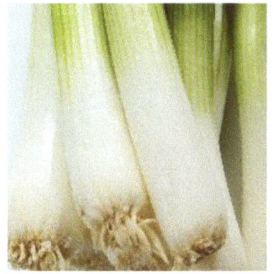

Scharfes Karotten-Sesam Congee

Zutaten
Congee, Karotten, Radieschen, Tahin, Pfeffer, Gemüsebrühe

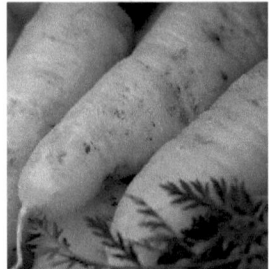

Zubereitung
Die **Karotten** und die **Radieschen** schnetzeln, mit dem **Tahin**, dem **Pfeffer** und der **Gemüsebrühe** ca. 3 Minuten kochen und am Schluss mit dem vorbereiteten **Congee** kurz aufkochen.

Wirkung
Dieses Congee baut Yin und Yang auf. Die Karotten befeuchten, nähren und kräftigen den Organismus. Radieschen sind süß und scharf, sie befeuchten und stärken das Immunsystem.

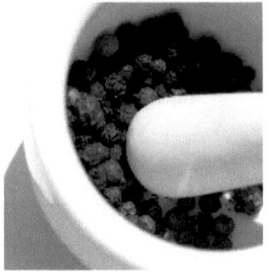

Tahin schützt und baut Haut und Schleimhäute auf. Pfeffer wärmt innen und außen und bringt den Stoffwechsel in Schwung.

Variationen
Ein farbenfroher Versuch ist es, rote Beete statt Karotten auszuprobieren. Blutrot wird dadurch die Blut- und Saftbildung angeregt. Statt Tahin passen auch Cashewnüsse oder Sonnenblumenkerne.

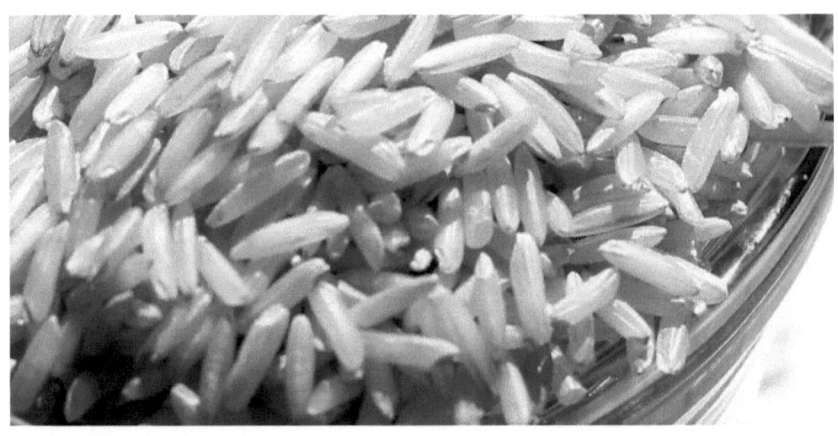

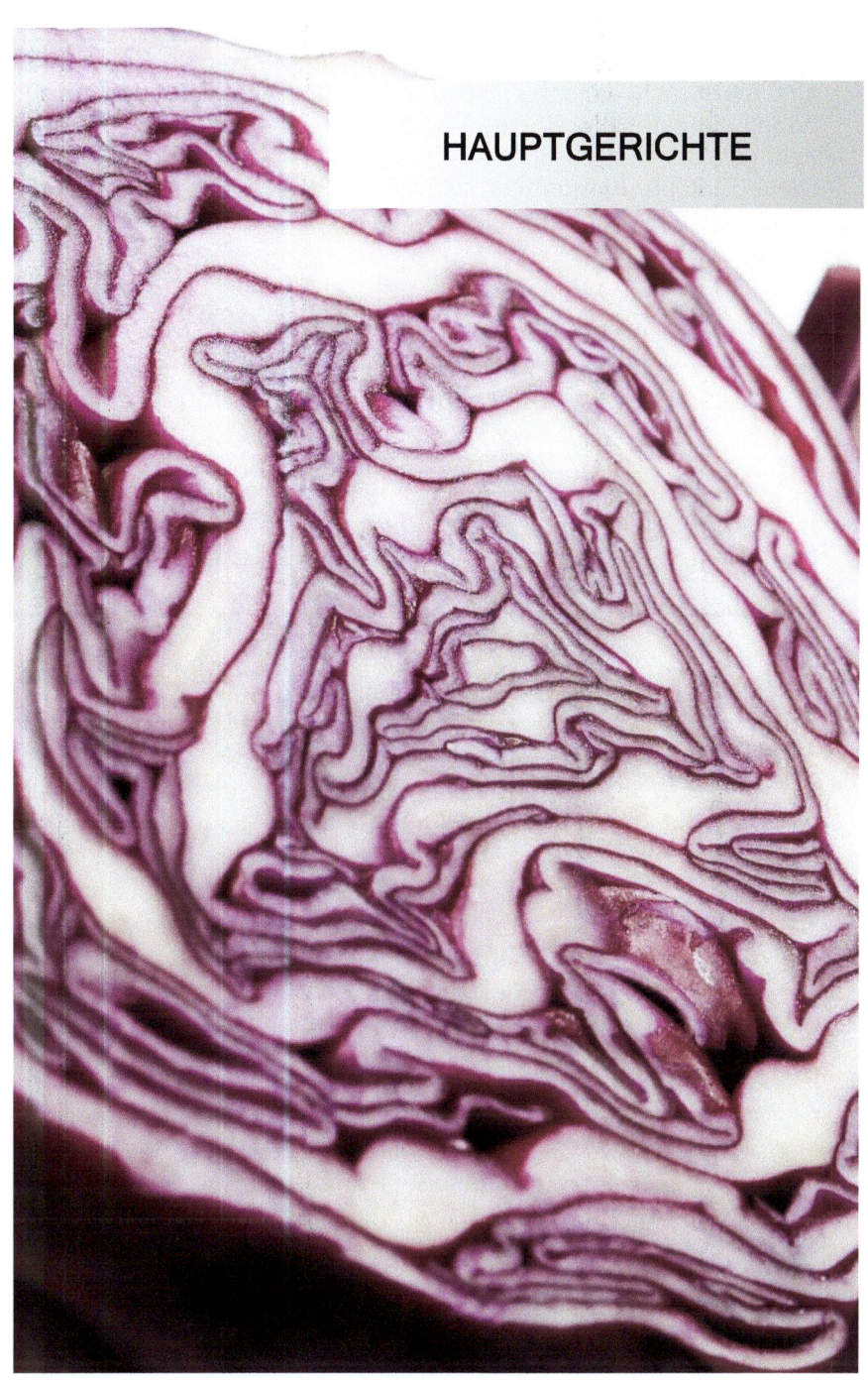

HAUPTGERICHTE

EINTÖPFE

Eintöpfe sind sozusagen zum Hauptgericht erweiterte Suppen. Sie sind meist recht einfach zuzubereiten und wenn die Zutaten passen, haben sie eine tiefgreifende Wirkung. Und natürlich schmecken sie sehr gut!
Diese Eintöpfe tonisieren sowohl Yin als auch Yang. Je nach den Zutaten und Gewürzen kann man die Schwerpunkte verändern.

Klassischer Kartoffel Eintopf mit Seitan und Grünkern

Zutaten für 2-3 Personen
300g Kartoffeln, 1 große Möhre, 1 kleine Stange Lauch, 50g Sellerie, 80g Seitan, 60g Grünkern, 1 EL Olivenöl, etwas Petersilie, Sojasoße, Pfeffer, Salz, 400ml Wasser

---

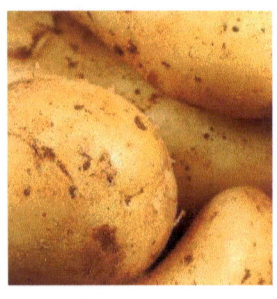

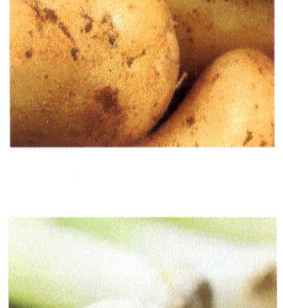

Zubereitung
Kartoffeln schälen, in grobe Würfel schneiden.
Karotten, **Lauch** und **Sellerie** säubern und schneiden, **Seitan** in Scheiben schneiden. (Sellerie sehr klein schneiden!) Olivenöl im Topf leicht erhitzen, den **Lauch** (ein wenig frischen Lauch zurückbehalten), **Grünkern**, **Sellerie** und **Seitan** in den Topf geben und kurz bei leichter Flamme anbraten, vorsichtig das **Wasser** hinzufügen (den Topf vom Ofen nehmen!).

Karotten und **Kartoffeln** hinzufügen, ca. 20-30 Minuten kochen lassen, mit **Sojasoße, Pfeffer** und **Salz** abschmecken.

Mit der leicht gehackten **Petersilie** und dem **restlichen Lauch** garnieren.

Wirkung
Dieser Eintopf enthält Lebensmittel, die sehr viel Energie speichern. Hierzu gehören Kartoffeln, Lauch, Möhren, Grünkern, Sellerie und auch Seitan. Wärmend wirken vor allem Lauch, Sellerie und Pfeffer. Während Kartoffeln und Petersilie entwässernd wirken, bauen Möhren und Seitan Säfte auf. Bei diesem Rezept gibt es einen Ausgleich zwischen Yin aufbauenden und ausleitenden Mitteln.

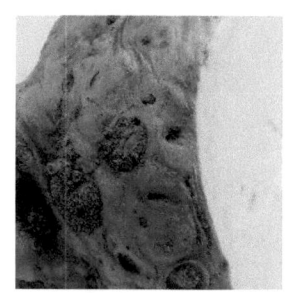

Variationen
Wenn Sie statt Kartoffeln Reis verwenden, verschwindet die trocknende Wirkung, denn Reis wirkt eher befeuchtend. Sie können bei diesem klassichen Eintopf alle möglichen Zutaten wählen. Pilze, Tomaten, Zucchini wirken Säfte aufbauend. Nüsse oder Sahne bringen mehr Substanz.

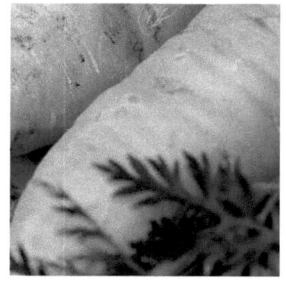

Experimentieren Sie auch mit den Gewürzen.

Mexikanischer Eintopf

Zutaten für 2-3 Personen
40g rote Bohnen, 3 Tomaten, 1 kleine grüne Paprika,
300g Kartoffel, etwas Chili, 1 Zwiebel, 1 Knoblauchzehe,
2 EL Sonnenblumenöl, 80g Sojaschnetzel, 1 EL Margarine,
1 EL Gemüsebrühe, 70g Cashewnüsse, 1 rote Paprika.

Zubereitung

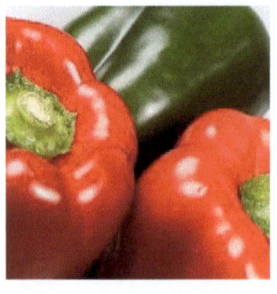

Bohnen über Nacht einweichen (Einweichwasser wegkippen), in 400ml Wasser ca. eineinhalb Stunden (ohne Salz) vorkochen.
Die **Tomaten** vorab häuten (kurz in kochendes Wasser legen, dann die Haut abziehen), grob schneiden.

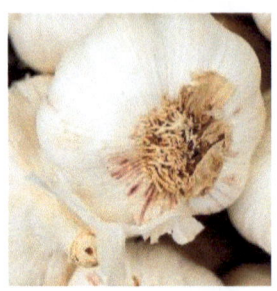

Grüne Paprika, Kartoffeln, Zwiebel und **Knoblauch** kleinschneiden, in einem (großen) Topf das Sonnenblumenöl (oder anderes Fett) geben und diese Zutaten ca. 3 Minuten auf kleiner Flamme anbraten. Nun die fertigen **Bohnen** vorsichtig mit dem **Kochwasser** zufügen.

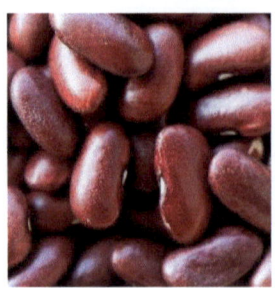

Die **Sojaschnetzel,** die geschälten **Tomaten** und die **Gemüsebrühe** beigeben, mit **Chili** nach persönlichem Geschmack würzen. Den Eintopf nochmals 15-20 Minuten köcheln lassen.
Den Eintopf in die Teller füllen. Die (rohe) rote **Paprika** in Würfel schneiden und zusammen mit den **Cashewkernen** auf den fertigen Eintopf legen.

Fertig ist die Fiesta Mexicana.

Wirkung

Dieser Eintopf wirkt kräftigend, wärmend und leicht entwässernd. Die scharfe Paprika regt den Stoffwechsel an. Bohnen und Kartoffeln wirken kräftigend, entwässernd und auch entgiftend.

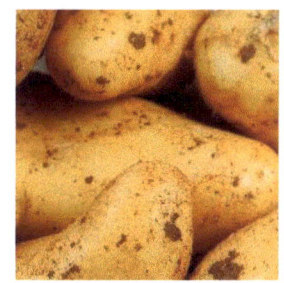

Die Tomaten, die Paprika, die Cashewnüsse und das Fett wirken befeuchtend. Diese Bestandteile sorgen dafür, dass die entwässernde Wirkung der anderen Mittel nicht zu stark wird.

Variationen

Um den Eiweißgehalt dieser Mahlzeit zu erhöhen, bietet sich hier Mais an. Er wird traditionell in Amerika in Bohneneintöpfen mitgekocht.

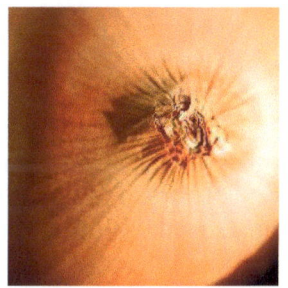

Man kann aber auch andere Körner benutzen. Es passt hervorragend Reis oder Quinoa als Beilage.
Südamerikanische Eintöpfe sind oft sehr fettig und salzig, da die Luft in den Höhenlagen sehr trocken sein kann. Hier kann man vegane Sahne oder Ölsaaten benutzen. Diese besitzen hochwertige Fette, die befeuchtend wirken.

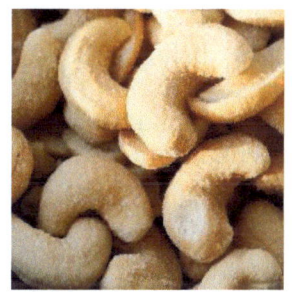

Auch Seitan passt sehr gut zu diesem Eintopf.

Herzhaft -Süßer
Marokkanischer Kichererbseneintopf mit Polenta

Zutaten für 2 Personen

40g Kichererbsen, 1 EL Kokosfett, 1 Zwiebel, 2 Möhren, 6 Datteln, 100ml Reis-Cuisine, 1 EL Gemüsebrühe, ca. 1Teelöffel Cumin, 1 kleine Zucchini, Petersilie, 250ml Wasser, etwas Petersilie. Polenta: 80g, dazu ca. 500ml Wasser

Zubereitung

Kichererbsen über Nacht einweichen. Die **Kichererbsen** in 250ml Wasser ca. 40 Minuten kochen lassen. In einem Topf etwas **Kokosfett** geben, die kleingeschnittenen **Zwiebeln** und die in Scheiben geschnittenen **Möhren** zugeben und ca. 3 Minuten leicht anbraten lassen, danach die in Stücke geschnittenen **Datteln** und die **Kichererbsen** mit dem **Kochwasser** beigeben. Die **Cuisine** und die **Gemüsebrühe** einrühren, mit **Cumin** würzen, ca. 15 Minuten köcheln lassen. Die in Scheiben geschnittene **Zucchini** beigeben und nochmals ca. 5 Minuten köcheln lassen. Die **Polenta** in heißes Wasser einrühren, 2-3 Minuten köcheln lassen, vom Ofen nehmen und 3 Minuten ziehen lassen. Mit **Petersilie** garnieren.

Wirkung

Dieser Eintopf gibt viel Kraft, wirkt nährend und wärmend und gleicht unseren Säftehaushalt aus. Kichererbsen, Möhren, Zwiebel und Datteln speichern viel Energie. Einige Zutaten wirken eher entwässernd (Kichererbsen, Polenta). Dagegen befeuchten Dattel, Zucchini, Möhren und die Reiscuisine den Organismus. Die Gewürze aktivieren den Stoffwechsel und regen die Verdauung an. Ein starkes Gericht, das in ausgewogener Weise aufbaut, kräftigt und nicht belastet.

Variationen

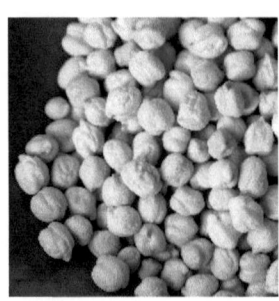

Das Gericht mag zunächst ungewöhnlich süß schmecken. Hat man es einmal versucht, fängt man an zu experimentieren. In den heißen, trockenen arabischen Ländern gibt man gerne die befeuchtenden, süßen Datteln, Feigen oder Rosinen in die Gerichte. Beim Gemüse ist man frei zu wählen. Die Polenta kann man noch zusätzlich mit arabischen Gewürzen würzen.

Leckerer Tomaten Eintopf mit Nudeln

Zutaten für 2 Personen

4 Tomaten, 2 EL Olivenöl, 1 Frühlingszwiebel, 1 Knoblauchzehe, 40g Bulgur, 250ml Wasser, 100ml Soja-Cuisine,
1 EL Gemüsebrühe, eine Prise Oregano, 2 kleine Zucchini,
3 EL Kürbiskerne, Salz und Pfeffer, Nudeln nach Wahl

Zubereitung

Die **Tomaten** kurz in heißes Wasser legen, die Haut abziehen, vierteln. **Zucchini, Frühlingszwiebel** und **Knoblauch** kleinschneiden. In einem Topf **Olivenöl** vorsichtig erhitzen, auf kleiner Flamme die **Frühlingszwiebel, Knoblauch, Bulgur** 3 Min. andünsten, dann die **Gemüsebrühe, Oregano, Wasser** und die **Soja Cuisine** hinzufügen, ca. 5 Minuten köcheln lassen, die **Tomaten** und die **Zucchini** dazugeben, nochmals 10 Minuten köcheln lassen. Mit **Salz** und **Pfeffer** abschmecken. Die **Nudeln** je nach Kochdauer in separatem Topf zubereiten. Die **Kürbiskerne** anrösten und über dem im Teller servierten Eintopf streuen.

Wirkung

Dieser Eintopf nährt die Körpersäfte und kräftigt. Tomaten und Zucchini gehören zu den besten Mitteln, um Verdauungssäfte aufzubauen. Die Sahne, die Kürbiskerne und das Öl befeuchten und bauen gesunde Substanz auf. Die Gewürze und die Zwiebel bringen den Stoffwechsel in Gang. Die Nudeln nähren, je nach Getreide bauen sie Kraft und Säfte auf.

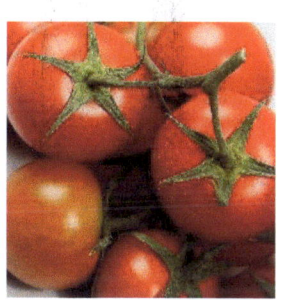

Variationen

Auf das Häuten der Tomaten kann man verzichten, wenn die Schalen nicht stören. Mann kann Weizennudeln oder auch Reis-, Mais- oder Buchweizennudeln nehmen. Wenn man wenig Zeit hat, können es auch Tomaten aus der Dose sein. Wer es gerne sehr „tomatig" mag, kann noch Tomatenmark hinzugeben. Ansonsten kann man mit anderen Gemüsesorten oder anderen Nüssen experimentieren.

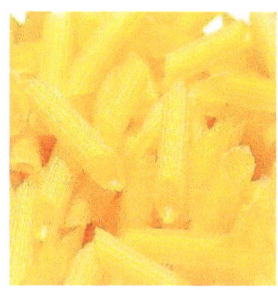

AUFLÄUFE

Aufläufe sind eine leckere Variante zu Eintöpfen. Sie machen nicht sehr viel Aufwand und kommen heiß und frisch auf den Tisch. Je nach den ausgewählten Zutaten kann man Yin oder Yang aufbauen. Je schärfer Sie würzen, desto mehr Wärme geht von ihnen aus. Je mehr saftige, sahnige Soßen man nimmt, desto mehr Feuchtigkeit spenden diese Gerichte.

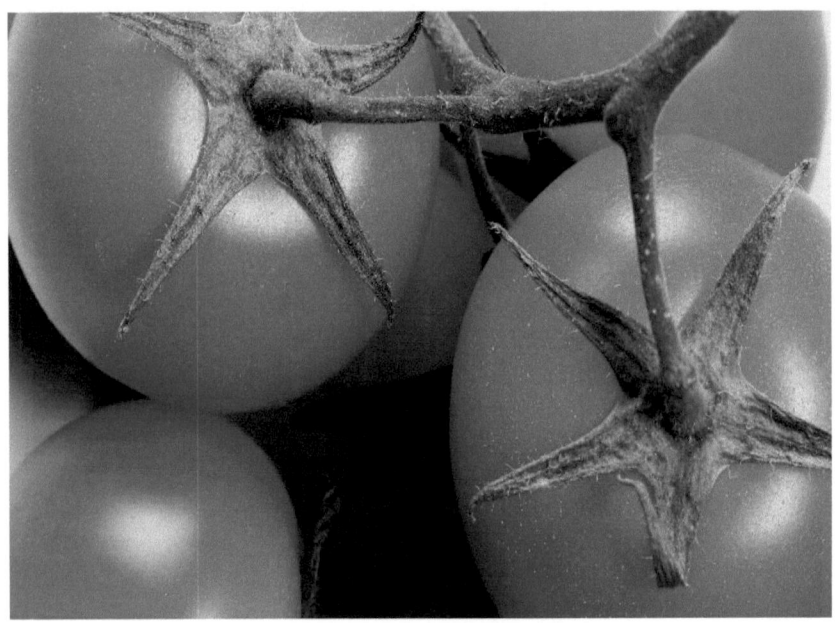

Scharfer Ajvar Nudelauflauf

Zutaten
200g Dinkelnudeln, 2 Lauchzwiebeln, 1 große rote Paprika, 100g Seitan, 100ml scharfer Ajvar, 250ml passierte Tomaten, 1-2 EL italienische Kräutermischung (z.B. mit Oregano, Basilikum, Majoran), 100ml Reiscuisine, 2 EL Olivenöl, 20 ganze Haselnüsse, 100g (veganer) Käse

Zubereitung

Lauchzwiebeln sehr fein schneiden, die eine Hälfte der **Paprika** fein würfeln, die andere Hälfte in Streifen schneiden, **Seitan** in kleine Würfel schneiden. **Nudeln** kochen, bis diese noch gut bissfest sind.

Soße

Ajvar, passierte **Tomaten, gewürfelte Paprika, Seitan, Kräuter, Olivenöl, Sahne** und **Lauchzwiebeln** gut vermengen.

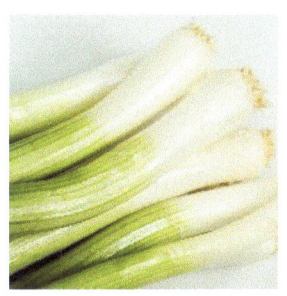

Soße mit den **Nudeln** in die (eingefettete) Auflaufformgeben und gleichmäßig unterrühren. Die in Streifen geschnittenen **Paprika** und die **Haselnüsse** oben drauflegen und mit dem geriebenen **Käse** bestreuen. Ca. 30 Minuten bei 180° im vorgeheizten Backofen backen.

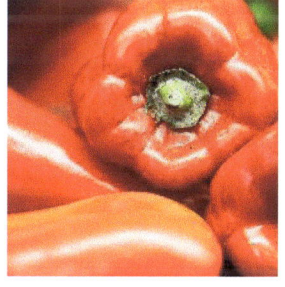

Hinweis

Ajvar (siehe bei der Beschreibung von Paprika) gibt es in verschiedenen Varianten. Es gibt süßen, scharfen und sehr scharfen Ajvar. Für dieses Gericht passt der scharfe Ajvar sehr gut. Probieren Sie vorsichtshalber vorher eine Messespitze davon. Dann können Sie entscheiden, wie groß die beigefügte Menge sein soll.

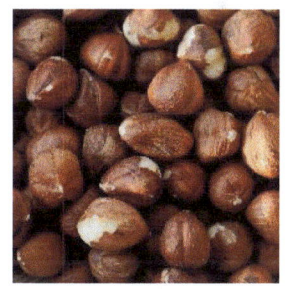

Wirkung/Variationen

In diesem Auflauf haben wir eine schöne Kombination von Yin und Yang aufbauenden Zutaten. Nudeln spenden Energie und Ausdauer, die scharfen Anteile wärmen, die Tomaten, die Sahne und die Paprika fördern die Saftproduktion. Haselnüsse runden das Gericht auch geschmacklich ab. Bei diesen Zutaten kann man nichts falsch machen!

Freches Spanisches
Chorizo Wok Gemüse mit Curry Reis

Zutaten für 3 Personen
200g Weißkohl, 200g Kartoffeln, 80g Sellerie, 1 große Möhre,
Kokosfett, 100ml Reiscuisine, ca. 50ml Sojasoße,
100ml Wasser, 150g vegane Chorizo Wurst, 150g Reis,
Curry, evtl. Salz und Pfeffer

Zubereitung

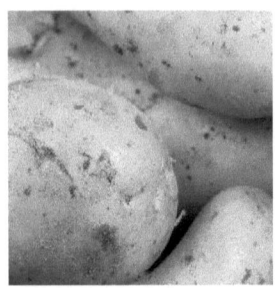

Beliebigen **Reis** mit **Currypulver** gar kochen.
Weißkohl in sehr feine Streifen schneiden,
Kartoffeln schälen, in ziemlich kleine Würfel schneiden, **Möhren und Sellerie** sehr
fein schneiden.

In den Wok (oder in eine große Pfanne)
etwas **Kokosfett** geben, bei hoher Hitze
erst die **Kartoffeln** anbraten (ca. 3 Minuten), anschliessend den **Kohl** und den
Sellerie hinzugeben.

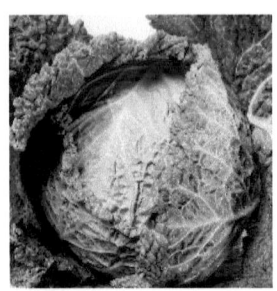

(Zutaten häufig umrühren, bzw. wenden)
Nach weiteren ca. 3 Minuten die **Möhren**
beigeben nochmals ca. 3 Minuten erhitzen. Die in feine Scheiben geschnittene
Wurst zugeben.
Die **Cuisine** und das **Wasser** einrühren,
und ca. 5- 10 Minuten im Wok köcheln
lassen. Mit **Sojasoße**, evtl. Salz und Pfeffer abschmecken. Mit dem Curryreis servieren.

Wirkung

Dieses Gericht nährt die Säfte, wirkt befeuchtend, kräftigend und leicht entgiftend. Weißkohl kräftigt, nährt die Säfte und regt die Entgiftung an. Möhren nähren, befeuchten, geben Kraft. Sellerie ist wärmend und regt den Stoffwechsel an. Gran Chorizo Wurst (z.B. vonvon Wheaty) ist eine vegane Wurst auf Seitan- oder Tofubasis. Sie ist sehr eiweißreich, nährt, kräftigt und sättigt. Sie ist recht scharf, was das ganze Gericht wärmender macht. Reis bildet die Grundlage, nährt, gibt Kraft und Ausdauer.

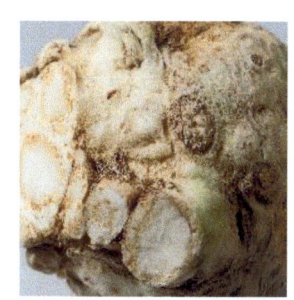

Variationen

Wok oder Pfannengerichte werden meist bei recht großer Hitze zubereitet. Deshalb sollten man hier hitzestabile Fette verwenden. Je kürzer man die Zutaten erhitzt, desto mehr Biss haben diese. Verlängert man die Zubereitungszeit, werden die Zutaten leichter verdaulich.

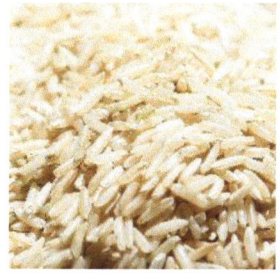

Die Wurst sollte nicht zu früh im Wok landen, damit sie noch Biss hat.

Für dieses Gericht kann man fast jedes Gemüse verwenden. Statt Weißkohl passt auch sehr gut Wirsing.

Wenn man mehr Wärme einbringen will, kann man mit Meerrettich, Ingwer, Chili oder Pfeffer „nachhelfen".

Möchte man die befeuchtende Wirkung verstärken, kann man Tomaten, Tomatenmark, Kürbis oder Melone versuchen. Geschmacklich kann man statt Curry milden oder scharfen Paprika einsetzen. Dies passt zur spanischen Wurst.

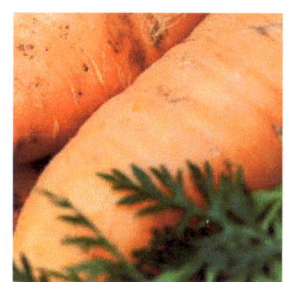

Seitan-Wirsing mit Senf und Kartoffeln

Zutaten für 3-4 Personen
1 halber Wirsing (ca. 350g), 1 Zwiebel, 1 EL (15g) Kokosfett,
200g Seitan, 1-2 EL scharfer Senf, 1 EL Gemüsebrühe,
100ml Sojamilch, 100ml Wasser, 3 EL Sonnenblumenkerne,
400g Kartoffeln

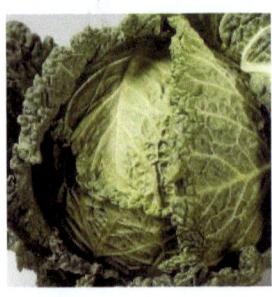

Zubereitung

Wirsing säubern, den Strunk entfernen, in Streifen schneiden, die **Zwiebel** klein schneiden, **Seitan** grob würfeln,
in einem großen Topf das **Kokosfett** erhitzen. **Wirsing, Zwiebel** und **Seitan** hineingeben und kurz anbraten, mit **Wasser, Sojamilch, Gemüsebrühe,** und **Senf** aufkochen, ca. 25 Minuten kochen lassen.
In dieser Zeit die **Kartoffeln** zubereiten (Salzkartoffeln oder Pellkartoffeln).
Den Eintopf mit gerösteten **Sonnenblumenkernen** bestreuen und mit den Kartoffeln servieren

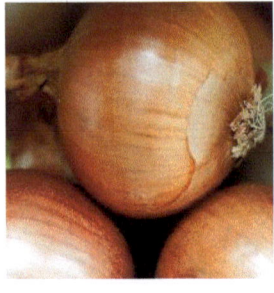

Wirkung

Dieser Eintopf wärmt und kräftigt, nährt die Säfte und wirkt leicht entgiftend.
Wirsing ist ein klassisches Wintergemüse. Senf ist scharf und bringt Wärme und Bewegung in den Organismus. Seitan enthält hochwertige Eiweiße, nährt und befeuchtet. Kartoffeln nähren, Wirsing und Kartoffeln wirken leicht entgiftend.

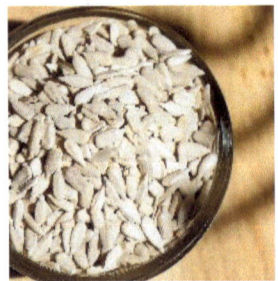

Variationen

Statt Wirsing passt Weißkohl hier sehr gut. Auch Möhren, Fenchel oder Zwiebeln würden dieses Gericht bereichern. Statt Seitan könnte man auch Tofu nehmen. Gewürze sind letztlich Geschmackssache. Meerrettich hat eine ganz ähnliche Wirkung wie Senf.

Rotkohl mit Bratkartoffeln und geräuchertem Tofu

Zutaten für 2 Personen
1 Zwiebel, 300g Rotkohl, 1EL Sonnenblumenöl, 200ml Wasser, 1 EL Gemüsebrühe, 1 Lorbeerblatt, 1 Apfel, 1 halbes Glas Weißwein, etwas frischer (oder getrockneter) Rosmarin, Salz, Pfeffer, 300g Kartoffeln, 2 Stück geräucherter Tofu

Zubereitung

Zwiebel und **Rotkohl** schneiden, mit Sonnenblumenöl in einem Topf leicht anbraten, mit **Wasser, Gemüsebrühe, Lorbeer, geschnittenem Apfel, Wein** und **Rosmarin** aufkochen.

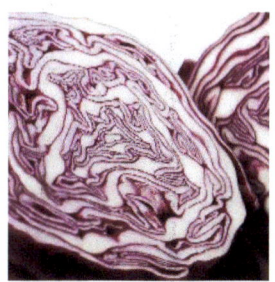

Ca. 45-60 Minuten kochen lassen.

Geschälte **Pellkartoffel** (am besten vom Vortag) schneiden, in der Pfanne in **Fett** erhitzen, dazu den **Tofu** geben und beide nach Laune knusprig anbraten.

Wirkung

Ein wunderbares Wintergericht, das auch in jeder anderen Jahreszeit schmeckt. Rotkohl nährt (nicht nur das Blut), kräftigt und zusammen mit den Gewürzen wärmt er. Das Gericht wirkt leicht entwässernd, da Kohl, Kartoffeln und auch Tofu überschüssiges Wasser aus dem Körper leiten.

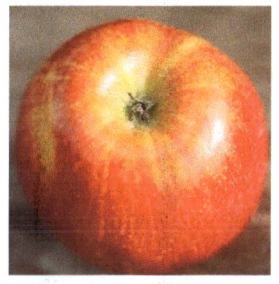

Variationen

Wenn man die trocknende Wirkung vermeiden möchte, kann man mit Ölsaaten, Hafer und Kokosmilch gegensteuern. Rotkohlgerichte sind variabler als man denkt. Statt Wein kann man auch eine kleine Menge Weinessig nehmen.

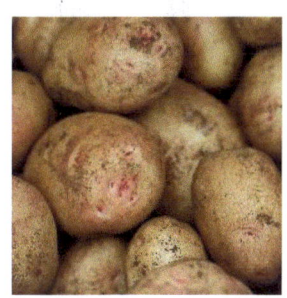

Dal
mit Gemüse, Reis und Cashewnüssen

Zutaten
60g Tellerlinsen, etwas frischer Ingwer, 1 Knoblauchzehe, 1 TL Kreuzkümmel, ca. 300ml Wasser, 1 EL Gemüsebrühe, evtl. Garam Massala, 150g Reis, 2 Möhren, 1 Zucchini, 100g Cashewnüsse

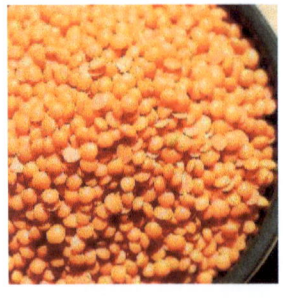

Zubereitung
Tellerlinsen über Nacht einweichen (wenn Sie rote oder gelbe Linsen verwenden, ist dies nicht nötig). **Knoblauch** sehr klein schneiden oder auspressen, mit den **Linsen**, dem **Kreuzkümmel** und evtl. etwas **Gemüsebrühe** im **Wasser** aufkochen.
Ingwer sehr klein schneiden und ebenfalls hinzufügen. Diese Zutaten solange kochen, bis sie völlig verkocht sind, je nach Linsenart 30 -60 Minuten, evtl. **Wasser** nachgiessen. Währenddessen den **Reis** aufsetzen, die **Möhren** und **Zucchini** in Scheiben schneiden, andünsten, zusammen mit dem **Dal** servieren und noch mit **Cashewnüssen** bestreuen.

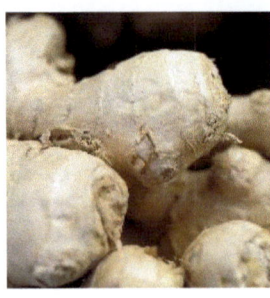

Wirkung
Dieses Gericht hat eine genauere Beschreibung verdient. Dal ist ein indisches Nationalgericht, das sich in ähnlichen Zubereitungsformen über ganz Asien verbreitet hat. Es gibt verschiedenste Linsenarten, die auch unterschiedlich schmecken. Linsen werden oft durch Kichererbsen oder Erbsen ersetzt.
Zusammen mit dem Reis, dem Gemüse, den Nüssen und den Gewürzen ergibt sich eine sehr preiswerte, absolut hochwertige Hauptmahlzeit.

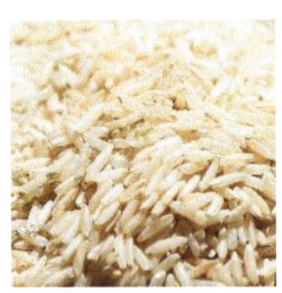

Reis und Hülsenfrüchte enthalten zusammen alle Proteine, die wir benötigen. Außerdem sind beide hochwertige Energielieferanten. Sie bringen Kraft und Ausdauer.

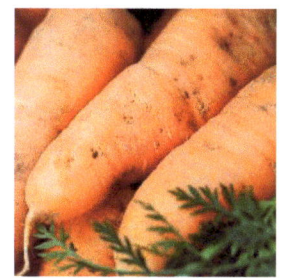

Frisches gedünstetes Gemüse enthält Vitalstoffe und frische Vitamine. Hier liefern Möhren Kraft und zusammen mit den Zucchini auch viele befeuchtende Säfte. Die Cashewnüsse enthalten hochwertige Fettsäuren, Stärke und Eiweiße. Ihre Fette gleichen die entwässernde Wirkung der Hülsenfrüchte und der scharfen Gewürze aus. Die Gewürze wärmen und bringen den Stoffwechsel und die Verdauung in Gang.

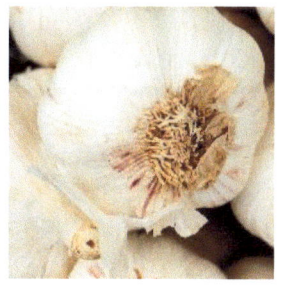

So trägt ein so einfaches Gericht zur gesunden Versorgung von vielen Millionen Menschen bei. Wohlstandskrankheiten werden von solchen Gerichten nicht ausgehen.

Variationen

Wie erwähnt kann man statt Linsen Kichererbsen oder Erbsen nehmen. Diese sollten auf jeden Fall eingeweicht und länger gekocht werden.

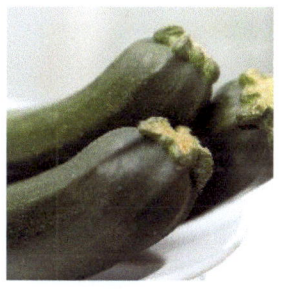

An Gemüse kann man nehmen, was der Kühlschrank so hergibt. Wenn man die befeuchtende Wirkung verstärken will, kann man Hafer oder Ölsaaten verwenden.

Grundrezepte wie diese sind stets sehr leicht zu variieren und laden zu Experimenten ein.

Jägerrahmschnitzel mit rotem Reis

Zutaten für 2 Personen
1 große Zwiebel, einige Scheiben grüne und rote Paprika,
2 Seitanschnitzel, 1 EL Kokosfett, 8 Champignons,
80ml Reiscuisine, braune Soße (Fertigsoße), Wasser,
80g Reis, etwas Petersilie

Zubereitung

Den **Reis** in **Salzwasser** vorkochen. Die **Zwiebel** und die **Paprika** in dünne Scheiben schneiden. In einer großen Pfanne das Kokosfett erhitzen, die **Schnitzel,** die **Zwiebeln** und den **grünen Paprika** anbraten. Am Schluss die **rote Paprika** ebenfalls in der Pfanne leicht anbraten. Für die **Soße** verwenden wir hier eine fertige (vegane) dunkle Soße, die nach Vorschrift zubereitet wird. Die **Champignons** in Scheiben schneiden, zusammen mit der **Soße** und der **Reissahne** aufkochen und ca. 5 Minuten ziehen lassen. (Sollte die Soße zu flüssig werden, einige **Haferflocken** unterrühren.) Die **Champignonsoße** mit **Pfeffer** abschmecken. Den Reis mit Schnitzel und Soße anrichten. Mit Petersilie garniert freut sich der vegetarische Jäger über diese leckere Mahlzeit!

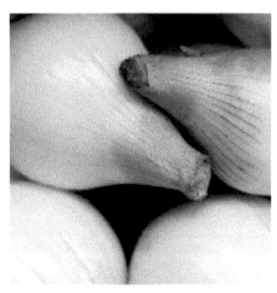

Wirkung

Seitan besteht überwiegend aus Weizen-Eiweiß, das stark die Säfte aufbaut und kräftigt. Champignons und rote Paprika sind saftig und stärken die Verdauungssäfte, das Öl und die Sahne schützen und befeuchten Haut und Schleimhäute. Auch der Reis wirkt befeuchtend. So gibt diese Mahlzeit vor allem Saft aber auch Kraft.

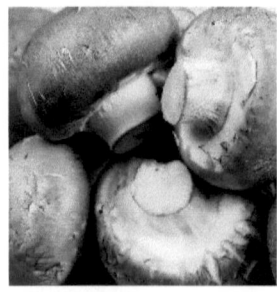

Variationen

Seitan kann man z.B. durch Gemüseburger ersetzen. Beim Gemüse sollte man „saftig" bleiben. Andere Pilze, Zucchini, Tomaten passen hier auch. „Jägerschnitzel" hat schon ein paar klassische Zutaten. Sollte man diese austauschen, passt vielleicht der Name nicht mehr.

Grundrezept für Risotto

Zutaten

2 EL Kokosfett, 1 Zwiebel, 150g (Risotto)reis, 1 Glas Weißwein, 250ml bis 350ml Gemüsefond (je nach Reissorte),
(veganer) Käse.

Risottos eignen sich hervorragend für die kreative und dennoch
unkomplizierte Küche. Hier zunächst das traditionelle italienische
vegetarische Grundrezept, das sich leicht in eine vegane Mahlzeit
„übersetzen" lässt. Risottos lassen sich mit allen möglichen Zutaten kombinieren. Es passt als Hauptgericht und als Beilage.

Zubereitung

Fett in einem Topf erhitzen, die fein geschnittene **Zwiebel** glasig
dünsten, den (trockenen) **Reis** in den Topf geben, ca. 2-3 Minuten
mitdünsten, den **Wein** eingeben, aufkochen, dann nach und nach
den **Gemüsefond** hinzugeben, sehr häufig kräftig umrühren, kochen bis der Reis gerade noch Biss hat (ca 30 Minuten). Den fein
geriebenen Käse unterrühren. Schon fertig und schmeckt köstlich!

Hinweis:

Es gibt speziellen Risottoreis zu kaufen. Dies ist fast immer weißer Reis. Dieser ist einfacher und schneller gekocht als Vollreis.
Allerdings ist es ohne Probleme möglich, das Risotto mit Vollreis
zuzubereiten. Zugegeben dauert es länger, bis der Reis fertig
wird. Dafür haben Sie aber deutlich mehr Vitalstoffe und meines
Erachtens schmeckt das Risotto viel intensiver.
Wenn man zum ersten Mal Risotto kocht, macht es Sinn, Risottoreis zu kaufen. Danach empfiehlt es sich, Experimente zu machen.

Klassischerweise nimmt man Parmesankäse zum Risotto. Man
kann ihn auch durch veganen Käse ersetzen. Es ist aber auch
möglich, auf Käse zu verzichten und stattdessen leckere Öle zu
verwenden. Im folgenden Rezept wird Kürbiskernöl verwandt.
Geben Sie sehr empfindliche Öle erst nach dem Kochen über das
fertige Risotto. So erhalten Sie die wertvollen Inhaltsstoffe und
vermeiden die Bildung von ungesunden Transfetten.

Pilzrisotto Steirische Art mit Frikadellen

Zutaten für 2 Personen
150g Reis, 1 Zwiebel, 2 EL Gemüsebrühe, 2 EL Palmfett,
150g Austernpilze, Salz, Pfeffer, 1 Glas Wein, Wasser,
2 EL Kürbiskernöl, 50g Kürbiskerne, vegane Frikadellen,
1 große rote Paprika

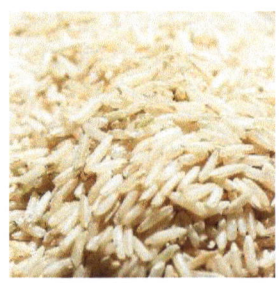

Zubereitung

Risotto (sieheGrundrezept), **Pilze** schneiden, nach 10 Minuten in das **Risotto** geben und mitkochen, Risotto al dente kochen, mit **Kürbiskernöl** übergießen und mit **Kürbiskernen** bestreuen. Die **Paprika** in Streifen schneiden, zusammen mit veganen **Frikadellen** in der Pfanne anbraten, mit dem **Risotto** servieren.

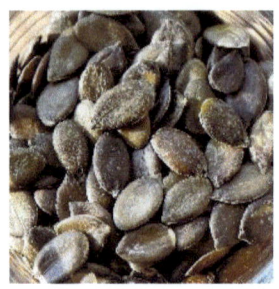

Wirkung

Reis unterstützt die Lebenskraft, gibt Ausdauer und bringt Feuchtigkeit in den Organismus. Die Pilze und die Paprika sind saftig und gekocht leicht verdaulich. Sie tonisieren zusammen mit den hochwertigen Fetten das Yin.
Die Frikadellen werden häufig aus einer Kombination von Getreide- und Sojaeiweißen hergestellt, was eine enorme Eiweißkonzentration aufweist. So gibt dieses Gericht Kraft, Ausdauer, spendet Säfte und stabilisiert die Haut und Schleimhäute.

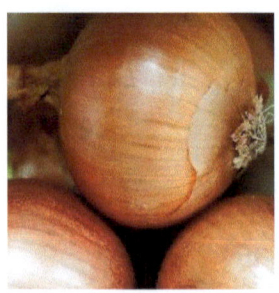

Variationen

Wie gesagt, sind Risottos äußerst vielseitig. Will man die Säfte stärker tonisieren, kann man auch mit süßen Zutaten wie Rosinen, Datteln oder Feigen arbeiten. Mit scharfen Gewürzen bringt das Gericht Wärme und Bewegung in den Körper.

Acht Schätze für Yin und Yang (Wok Gericht)

Zutaten

Kokosfett, 100g Sojasprossen, 1 Zwiebel, 1 Möhre, 80g schwarzer Rettich, 80g Shiitake Pilze, 8 Cherry Tomaten, 1 Zucchini, 1 rote Paprika, 25g frischer Ingwer, etwas Sojasoße, Sesammus, 2EL Gemüsebrühe, 150ml Wasser, Salz und Pfeffer

Zubereitung

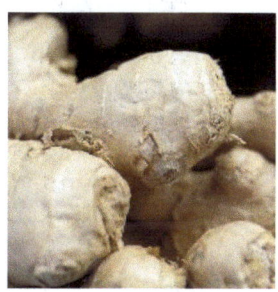

Das **Gemüse** nach Wunsch kleinschneiden. Im Wok das Fett erhitzen, als erstes die **Sprossen, Zwiebel, Möhren** und **Rettich** anbraten, 5 Minuten köcheln, danach den sehr fein geschnittenen **Ingwer**, etwas **Wasser** dazu, dann die **Pilze, Zucchini, Paprika** und **Tomaten** einfügen, wiederholt umrühren, **Sojasoße** und **Sesammus** beigeben, nochmals 5-10 Minuten köcheln und umrühren, mit **Salz** und **Pfeffer** abschmecken.

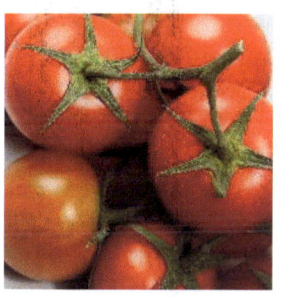

Wenn Sie mehr Soße dabeihaben wollen, am Schluss noch etwas **Wasser** beigeben. Evtl. mit **Reis** servieren

Wirkung/Variationen

Wokgerichte haben den Vorteil, dass man so ziemlich alles zusammenmischen kann. Wenn es schnell gehen soll, werden diese bei großer Flamme und bei ständigem Umrühren zubereitet. Durch das Andünsten bleiben Vitamine erhalten. Wer es leichter verdaulich haben möchte, sollte die Zutaten länger erhitzen.

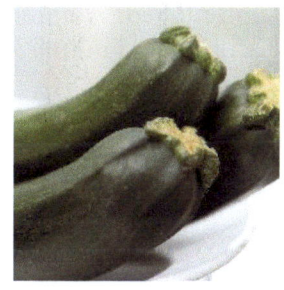

Dieses Gericht ist eine Zusammenfassung von Lebensmittel, die Yin und Yang aufbauen. Ingwer, Rettich, Zwiebel und Möhren sind energetisch warm und geben Kraft. Tomaten, Zucchini, Pilze und Paprika liefern Säfte für den Organismus. Man kann die Zutaten beliebig erweitern oder austauschen.

NUDELGERICHTE

Nudeln aus Vollkorn enthalten jede Menge Energie. Weizen-, Dinkel- und Reisnudeln wirken eher befeuchtend. Hirse- und Maisnudeln wirken entwässernd.
Nudeln aus Erbsen, Linsen oder Bohnen enthalten sehr viele Proteine, wirken kräftigend und entwässernd.

Die Anzahl der Nudelgerichte ist grenzenlos. Wir beschränken uns hier auf die Zutaten.
Wenn man vor allem das Yang aufbauen will, so kann man dies schon mit scharfen Gewürzen erreichen. Pfeffer, Chili, Tabasco, Senf und Meerrettich sind nur einige Gewürze, die ordentlich Wärme erzeugen. Die eigentliche Kraft bringt ja schon die Nudel mit.
Gibt man noch warme Gemüsesorten wie Zwiebeln, Lauch, Fenchel oder Rettich hinzu, verstärkt man die wärmende Wirkung.
Den wärmenden Aspekt kann man durch die Zubereitung noch verstärken.
Auch Aufläufe, Suppen oder Eintöpfe kann man sehr gut mit Nudeln als Hauptbestandteil oder als Beigabe gestalten.

Wenn man mehr das Yin aufbauen will, also die Säfte aufbauen will, so kann man mit saftigem Gemüse nachhelfen.
Der Klassiker sind ja Nudeln mit Tomatensoße. Nudeln liefern die Kraft, Tomaten den Saft, fertig ist die Powermahlzeit. Kein Wunder dass Kinder, die im Wachstum ja beides benötigen, am liebsten jeden Tag dieses Gericht essen würden.
Fügt man noch Sesam, Oliven, Cashewkerne oder andere Ölsaaten hinzu, verstärkt man die Yin tonisierende Wirkung. Auch Hafer oder Hafermilch wirken stark befeuchtend.

SCHNELLGERICHTE
(mit Getreide/Körnern als Basis)

Insbesondere für das Frühstück oder auch das Abendessen eignen sich Schnellgerichte. Die **Zubereitungszeit**, also die eigentliche Arbeit, sollte unter 10 Minuten liegen. Die **Kochzeit** kann dabei evtl. länger dauern. Auch hier sind die Grundregeln wichtig:

- Die Wahl der Lebensmittel
- Die Zubereitung
- Die Gewürze

Um das Yang aufzubauen,
eignen sich besonders folgende Körner:
Hafer, Dinkel, Hirse, Reis, Quinoa und Amarath.

Auch **Hülsenfrüchte** passen hier sehr gut. Zum Beispiel rote Linsen benötigen eine nur recht kurze Kochzeit.

Hierzu passen wärmende **Gemüsesorten** wie
Zwiebel, Sellerie, Fenchel, Rettich, Lauch, Karotten.

Ergänzen kann man die Schnellgerichte mit **Nüssen** oder anderen **Ölsaaten**. Diese geben mehr Gehalt und machen lange satt.

Als **Gewürze** kommen in Frage:
Pfeffer, Chili, Meerrettich, Senf, Koriander, Schwarzkümmel, Kümmel, Fenchel, Anis, Kardamom, Zimt, Ingwer.

Um das Yin aufzubauen,
eignen sich besonders folgende Getreidesorten:
Hafer, Dinkel, Weizen, Reis, Buchweizen, Quinoa.

Hierzu passen saftige **Gemüsesorten** wie
Möhren, Tomaten, Kürbisse, Melonen, Rüben, Pilze, Blumenkohl, Auberginen, Zucchini.

Auch **Obstsorten** bauen Säfte auf:
Kirschen, Pfirsiche, Birnen, Feigen, Datteln, Pflaumen, Heidelbeeren.

Ölsaaten und Fette bauen in hohem Maße das Yin auf:
Sesam, Oliven, Kokosnuss, Cashewkerne, Mandeln, Mohn, Erdnüsse.

Herzhaftes Quinoa

Zutaten

Quinoa, Karotten, Kürbiskerne, Gemüsebrühe, Salz, Pfeffer, Wasser nach Vorschrift

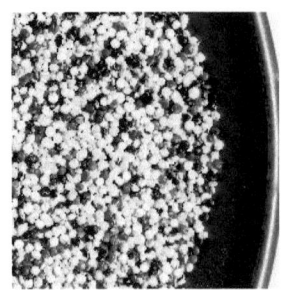

Zubereitung

Karotten schneiden, mit **Quinoa** und den **Gewürzen** 15-20 Minuten köcheln lassen.

Wirkung/Variationen

Quinoa war das Kraftmittel der südamerikanischen Indianer. Mit Möhren und Pfeffer erhalten Sie ein sehr kraftvolles Frühstück. Man kann Quinoa durch andere Getreide ersetzen. Man kann andere Gemüsesorten verwenden oder noch weitere hinzufügen.

Reis „Hot"

Zutaten

Reis, Zwiebel, Chili, Sellerie, Öl

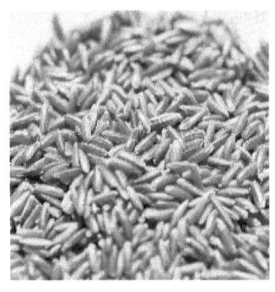

Zubereitung

Alle Zutaten zusammen kochen. Je nach Reissorte benötigt man mehr Zeit und Flüssigkeit.

Wirkung/Variationen

Auch hier kann man lustig ergänzen und erweitern. Hierzu passt Sojasoße sehr gut. So leckere Öle wie Kürbiskernöl oder Sesamöl passen ebenfalls sehr gut. Die empfindlichen Öle sollte man nicht mitkochen, sondern erst am Schluss beigeben. Man kann dieses Rezept mit Seitan oder Tofu zum Eintopf erweitern. Mit Sahne und Nüssen verstärkt man die Yin aufbauende Wirkung.

Süße Hirseverführung

Zutaten
Hirse, Rosinen, Zimt, Apfel, Mandeln

Zubereitung
Alle Zutaten gemeinsam kochen. Evtl. den gewürfelten Apfel ganz am Schluss beigeben.

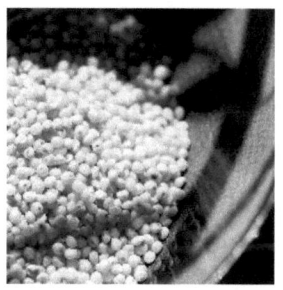

Wirkung/Variationen
Hirse ist leicht verdaulich und sie stärkt die Verdauungsorgane. Sie wirkt stopfend und entwässernd. Mit Rosinen, Mandeln und dem Apfel gleichen wir diese Wirkung aus. Zimt wärmt und regt den Stoffwechsel an. Sehr lecker!!

Den sticht der Hafer

Zutaten
Nackthafer, Zwiebel, Walnüsse, Pilze, Sojasoße, Pfeffer

Zubereitung
Zwiebel und **Pilze** schneiden, zusammen mit allen **Zutaten** 25 Minuten köcheln lassen.

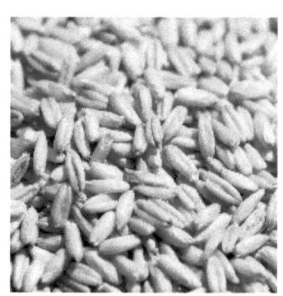

Wirkung/Variationen
Hafer als Getreide ist aus der Küche leider verschwunden. Man kocht ihn wie Reis bis er weich ist. Hafer gibt Kraft für Stunden, macht satt und mit den anderen Zutaten wird einem warm und füllt die Energiereserven auf.

Reis mit Hafer und Möhren

Zutaten
Reis, Hafer, Möhren, Salz, Pfeffer

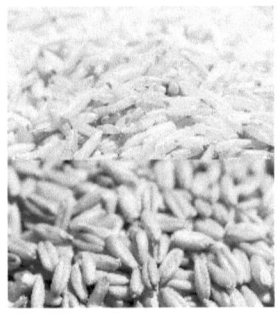

Zubereitung
Alle Zutaten gemeinsam kochen.

Wirkung/Variationen
Hafer, Reis und **Möhren** wirken alle Kraft aufbauend, aber auch Säfte spendend. Man braucht nicht mehr für einen gesunden Start in den Tag. Natürlich kann man auch hier mit anderen Gemüsesorten, Nüssen usw. „nachhelfen".

Leckeres Sahne-Quinoa mit Pilzen

Zutaten
Quinoa, Pilze, (Soja)Sahne, Salz und Pfeffer

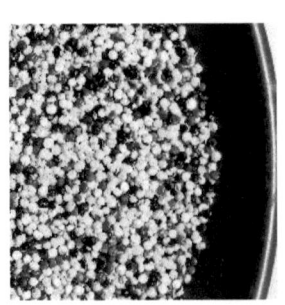

Zubereitung
Alle Zutaten gemeinsam kochen.

Wirkung/Variationen
Quinoa enthält sehr viele hochwertige Eiweiße. Es baut Yin und Yang auf. Mit der Sahne und den Pilzen stützt man das Yin.

Hafer mit Rosinen

Zutaten
Hafer, Rosinen, Mandeln, Salz und Ingwer

Zubereitung
Alle Zutaten gemeinsam ca. 25 Min kochen.

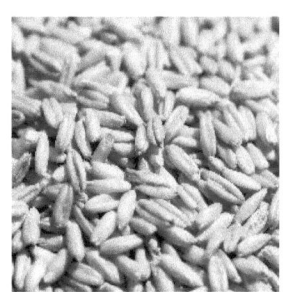

Wirkung/Variationen
Hafer ist das Tonikum schlechthin. Zu-
sammen mit den Rosinen und den Man-
deln kann man ihm nicht wiederstehen.
Ingwer wärmt und wirkt der schleimenden
Wirkung der anderen Mittel entgegen.

Es folgen noch zwei fixe Süppchen für den Alltag

SCHNELLE (FRÜHSTÜCKS)SUPPEN
Auch hier hängt die Wirkung von den gewählten Zutaten ab.
Man kann diese Suppen ausbauen und natürlich auch mittags
oder abends essen. Hier die Rezepte:

Herzhafte Frühstückssuppe für die Lebenskraft

Zutaten
Sellerie, Zwiebeln, Möhren, Haferflocken, Meerrettich, Salz

Zubereitung
Alles kleinschneiden und ca. 20 Min kochen.

Wirkung/Variationen
Schnell und effektiv erhält man so eine warme Frühstückssuppe.
Sie können auch Hirseflocken beigeben. Ein paar Cashewnüsse
bereichern das Gericht. Variieren Sie nach inzwischen altbe-
kannten Regeln.

Leckere Buchstaben-Tomatensuppe für die ganze Familie

Zutaten
Tomaten, kleine Zwiebel, Champignons, Nudelbuchstaben, Oregano, Salz und Pfeffer, 1 EL Gemüsebrühe

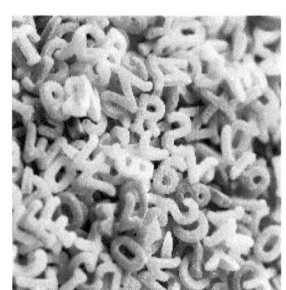

Zubereitung
Gemüse schneiden und 5 Minuten in Gemüsebrühe kochen, die Buchstaben beigeben und nochmal ca. 2-3 Minuten köcheln.

Wirkung/Variationen
Damit bekommen Sie sogar Ihre Kleinen an den Tisch. Dieses Süppchen ist sehr leicht verdaulich und spendet viel Saft und Feuchtigkeit. Wenn Sie mehr Gehalt haben wollen, geben Sie Haferflocken und ein Paar Walnüsse in die Suppe.

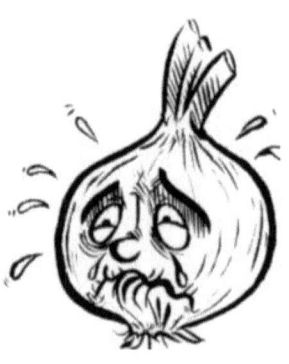

☯ Ernährung nach der Traditionellen Chinesischen Medizin ☯

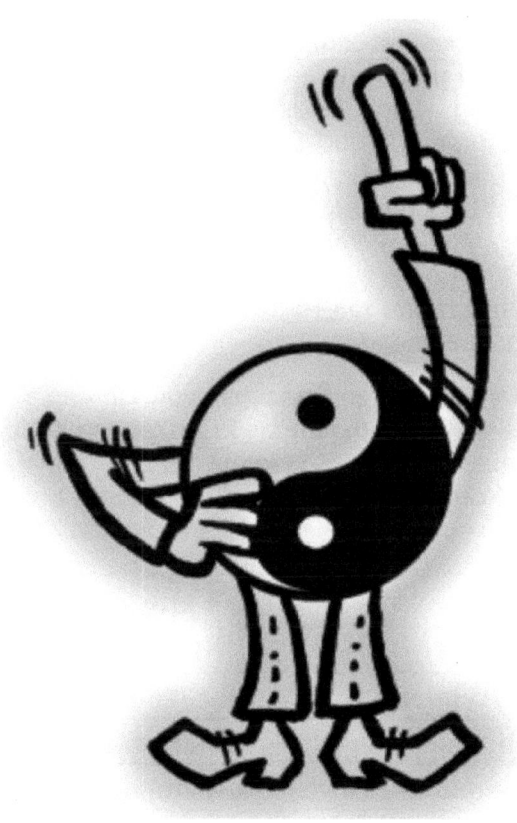

Kapitel 4

Einführung in die Ernährung nach der
Traditionellen Chinesischen Medizin

Es zeigt sich, dass wir Menschen schon von unserer Veranlagung her sehr verschieden sind. In jedem Lebensabschnitt wie der Kindheit, der Pubertät, den Wechseljahren oder dem Alter sollten wir eine Ernährung wählen, die zu der entsprechenden Lebensphase passt. Jeder Mensch benötigt also eine ganz individuelle Ernährung, entsprechend seiner aktuellen Lebenssituation. Um dies zu erreichen, macht es Sinn unseren Organismus in seiner ganzheit und vom Ursprung her zu verstehen.

Schauen wir auf ein philosophisches Erklärungsmodell aus Asien. Nach der Idee von **Yin und Yang** ist Leben nur dort möglich, wo Gegensätze herrschen. Also Gegensätze wie Hitze und Kälte, Tag und Nacht, Anspannung und Entspannung. Jede Trennung von Gegensätzen führt letztlich zu Stillstand und damit zum Tod. In absoluter Hitze ist Leben ebenso wenig möglich wie in absoluter Kälte. Erst der ständige Wechsel von hell und dunkel, von Anspannung und Erholung erzeugt ein gesundes Leben. Erst der harmonische Austausch und die regelmäßige Abwechslung von Gegensätzen bringt Gesundheit hervor.

Einige Gedanken zu den Prinzipien von Yin und Yang

Eines der traditionellen Erklärungsmodelle zu Yin und Yang ist die Münze, die zwei Seiten hat. Die Münze mit nur einer Seite gibt es nicht. In ähnlicher Weise kann es das Tal nur geben, weil es den Berg gibt. Hier folgen einige klassische Yin-Yang Pärchen.

Yin	Yang
Frau	Mann
Kälte /Winter	Wärme /Sommer
Verdichtung	Ausdehnung
Entspannung	Anspannung
Innen	Aussen
Unten	Oben
Nacht	Tag

Die gesamte Vielfalt der Welt entsteht aus diesem Spannungsfeld. Ähnlich wie ein Computer lediglich mit den Kombinationen von 1 und 0 arbeitet, ergeben sich durch deren Verbindungen endlose Möglichkeiten. Die harmonische Verbindung dieser Gegensätze steht jenseits jeder Wertigkeit von gut oder schlecht.

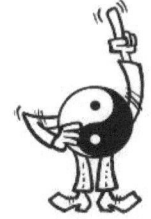

Wesensmerkmale
von Yin und Yang

<u>Yin</u>
Steht für das das ruhende, das bewahrende, das kühlende, das weibliche Prinzip. Es ist die Bewegung nach unten und innen.

<u>Yang</u>
Steht für das aktive, das bewegende, das wärmende, das männliche Prinzip. Es ist die Bewegung nach oben und außen.

Bewegungen von Yin und Yang
Wir alle haben als Ei und Samenzelle angefangen. Nach einigen Tagen entsteht daraus ein „Zellhaufen" (Morula). Damit diese Morula wachsen kann, muss es eine Kraft geben, die nach außen geht. Damit das Geschöpf aber nicht auseinanderfällt, muss es gleichzeitig eine festhaltende, nach innen gerichtete Kraft geben.

Der Beginn
des Lebens

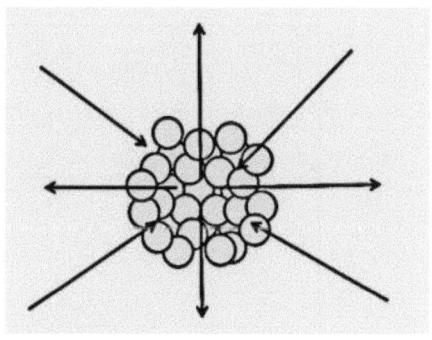

Gesundheit

Gesundheit ist der harmonische Wechsel von Anspannung und Entspannung. Die Bewegung nach oben wird durch die Bewegung nach unten ausgeglichen. So entsteht ein harmonischer Fluss. „Alles fließt" sagten die alten Griechen. Gesundheit ist der freie Fluss von Energien, sagt man in der TCM.

Anspannung und Entspannung
Die Bewegung nach oben entspricht dem Yang,
die Bewegung nach unten entspricht dem Yin.

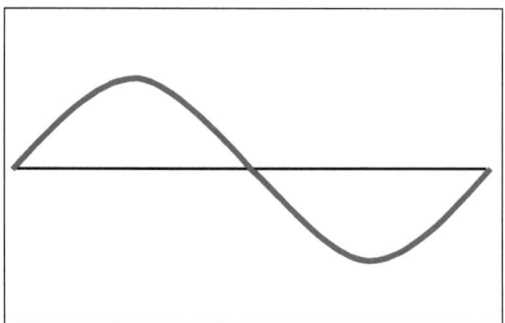

Krankheit

Krankheit entsteht immer dann, wenn eine Bewegung oder beide Bewegungen aus dem Gleichgewicht geraten. Schon ein Blick auf die folgenden Grafiken zeigt, dass hier ein ungesunder Prozess im Gang ist.

Bei der Abbildung unten hat man „Zu viel Yang" und „Zu wenig Yin". Die Bewegung nach oben (Yang) ist zu groß, die Bewegung nach unten (Yin) ist zu gering.

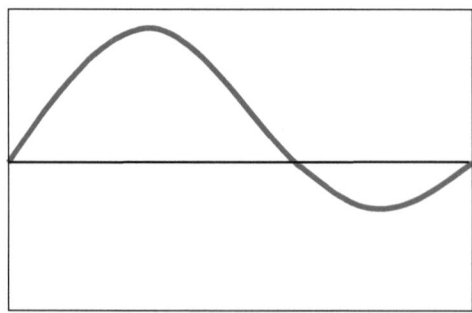

Oder dies geschieht anders herum. Bei diesem Beispiel fehlt das Yang, das Yin ist zu viel vorhanden.

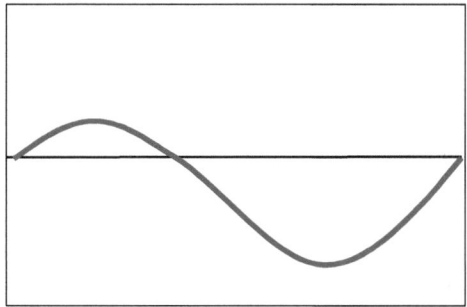

Eine **zu starke Bewegung nach** außen verursacht zu viel Wärme, zu viel Veränderung, zu viel Spannung.

Eine **zu schwache Bewegung nach außen** verursacht zu wenig Wärme, zu wenig Veränderung, zu wenig Spannung.

Eine **zu große Bewegung nach innen** verursacht zu viel Ruhe, zu viel Bewahrendes, zu viel Nachgebendes.

Eine **zu schwache Bewegung nach innen** verursacht zu wenig Ruhe, zu wenig Bewahrendes, zu wenig Nachgebendes.

Als Säulen dargestellt ergibt sich dieses Bild:

Krankhafte Zustände

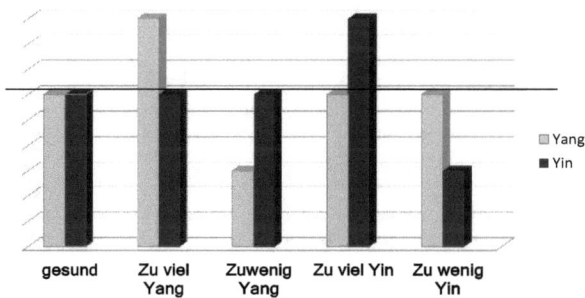

Die Bedeutung für unsere Gesundheit

Nach recht philosophischen Gedanken nähern wir uns nun praktischen Dingen, die direkt mit unserer Gesundheit zu tun haben.

Die Grundkräfte des Lebens

Betrachtet man die Funktionsweise unseres Körpers, erkennt man vier Hauptkräfte, die unsere Gesundheit ermöglichen.

Dem Yang ordnet man die nicht greifbaren „Bestandteile" zu:
Die **Wärme** des Körpers sowie die **Energie** (auch Kraft oder Spannung), die man in der TCM als **Qi** bezeichnet.

Dem Yin ordnet man die „greifbaren" Bestandteile zu:
Die **festen Aspekte** (Substanz) und die **Säfte** des Körpers.

Yang steht für Körperkraft und Körperwärme

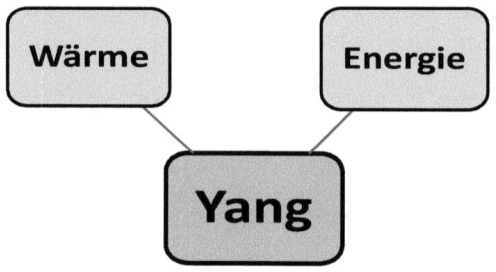

Yin steht für Körpersäfte und Körpersubstanz

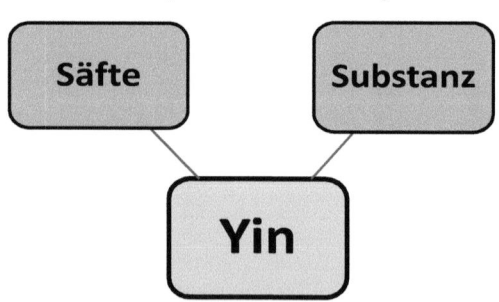

Krankheiten entstehen immer dann, wenn eine oder mehrere dieser Grundkräfte aus dem Gleichgewicht geraten.

☯ Körperwärme

Zu viel Wärme im Körper entsteht durch einen zu hohen Stoffwechsel. Die Folgen sind Heißhunger, Durst, Unruhe sowie eine Unverträglichkeit von Hitze.

Bei zu langsamen Stoffwechsel, zu langsamen Verbrennungsvorgängen im Körper beginnt man zu frieren. Dabei hat man wenig Appetit und Durst. Kälte verschlechtert das Wohlbefinden.

☯ Körperkraft

Die Asiaten sprechen vom „Qi", einer grundlegenden Energie und Spannung des Körpers und seiner Organe. Diese Kraft, Funktion oder Spannung kann zu hoch sein. Dann entstehen Überfunktionen wie hoher Blutdruck oder zu hohe Muskelspannungen.

Zu wenig „Qi" bedeutet mangelnde Kraft, also allgemeine Schwäche bzw. eine Schwäche einzelner Organe. Es kann eine Abwehrschwäche, Muskelschwäche, Verdauungsschwäche usw. entstehen.

☯ Körpersäfte

Wasser, Blut und Körpersäfte „befeuchten" den Organismus. Wenn man (Wasser) trinkt und dies zu sehr einlagert (bzw. sehr langsam wieder ausscheidet), können Ödeme, Stauungszustände und eine schlechte Entgiftung entstehen. Wenn man dagegen (Wasser) trinkt und dies sehr schnell wieder ausscheidet, ist die Folge Trockenheit von Haut und Schleimhäuten. Die Haare können spröde und dünn werden. Weil die „Kühlflüssigkeit" fehlt, können Unruhezustände und schlechter Schlaf die Folge sein.

☯ Körpersubstanz

Dies entspricht allen festen Bestandteilen, insbesondere unserem Gewicht.

Es gibt viele Menschen, die zu Übergewicht neigen, obwohl sie nicht mehr oder sogar weniger Kalorien zu sich nehmen als andere. Der Organismus scheidet Stoffe langsamer aus. Er spart für schlechte Zeiten. Das bewahrende Prinzip ist zu stark.

Das Gegenteil entsteht bei Menschen, die zumindest von der Veranlagung her dünn sind und dabei viel essen können, ohne zuzunehmen. Es sind meist die Ausdauertypen, die schon von ihrer Veranlagung her viel Fett verbrennen.

Es folgt nun eine Beschreibung der vier Zustände nach Yin und Yang. Neben einer Veranlagung kann man durch verschiedenste Umstände in diese Zustände hineingeraten.

Die vier Zustände nach Yin und Yang

Zu viel Yang

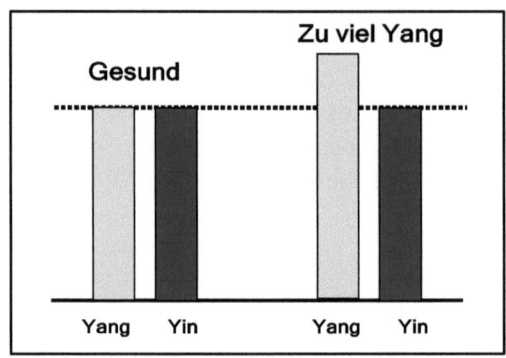

Zu viel Yang bedeutet eine zu starke Bewegung nach außen und nach oben. Die Körperwärme und die Körperspannung sind erhöht.

Hier ist das wärmende, das aktive, das verändernde Prinzip zu stark. Sehr yangige Menschen neigen zu Übertreibung, zu übergroßer Aktivität.

Wenn das Yang zunimmt, hat dies auch Auswirkungen auf die **Psyche**. Auch die Art und Weise, wie man in der Welt auftritt, die „Erscheinung" verändert sich. Schließlich treten **körperliche Veränderungen** und sogar Krankheiten auf.

Wichtig:

Eine solche Veranlagung ist noch nicht krank. Je einseitiger dies aber wird, desto eher treten ganz bestimmte Symptome auf.

Zu viel Yang: Eigenschaften und Symptome

☯ **Psyche**
Aktiv, extrovertiert, alte Strukturen aufbrechend, übernimmt Ver-
antwortung, selbstbewusst.
Bei Einseitigkeit: Hektisch, euphorisch, grobmotorisch, überfor-
dert sich und andere, überaktiv.

☯ **Erscheinung**
Auffällig, schnelle Bewegungen, klarer Blick, starker Händedruck,
roter Kopf.

Der Stoffwechsel ist erhöht. Der Körper ist hier auf Kampf ausge-
richtet. Dadurch steigt die Körpertemperatur. Durch verstärkte
Verbrennungsprozesse steigen auch Appetit und Durst. Die Anspannung im Körper steigt. Dies führt zu erhöhten Muskelspannungen, die sich in Verkrampfungen der Skelettmuskulatur zeigen
können. Aber auch innere Organe wie der Magen oder das Herz
können betroffen sein.

☯ **Körperliche Symptome**
Hoher Stoffwechsel, Schwitzen, liebt körperliche Anstrengung,
viel Appetit, viel Durst, isst viel ohne zuzunehmen, hohe Muskel-
spannung, Überfunktionen, Hypertonie, Hyperthyreose, neigt zu
Überforderung/Übertreibung.

Ursachen für diesen Zustand
Viele Menschen, insbesondere junge Männer, neigen schon von
ihrer Veranlagung zu diesem Zustand.
Aber auch sehr „yangige" Einflüsse wie klimatische Hitze, Stress,
Gier, Zorn oder Euphorie erzeugen den Zustand „zu viel Yang".

Zu viel Yang durch Ernährungsfehler
Es sind in hohem Maße tierische Produkte, die langfristig eine
Hitze im Körper erzeugen, wie etwa (gegrilltes) Fleisch, Käse oder
Eier.
Bei pflanzlichen Lebensmitteln besteht diese Gefahr weniger.
Allerdings erhöhen heiße Lebensmittel wie Alkohol, scharfe Ge-
würze, aber auch zu viel Zucker das Yang erheblich.

Die möglichen Folgen

Wenn dieser Zustand einseitig bestehen bleibt, können in der Folge ernsthafte Beschwerden und Krankheiten auftreten. Bluthochdruck führt zu weiteren Krankheiten. Auch ein ständig erhöhter Stoffwechsel belastet langfristig nicht nur die Verdauungsorgane. Man kann hier mit einer bewusst gewählten Ernährung sehr erfolgreich gegensteuern.

Zu wenig Yang

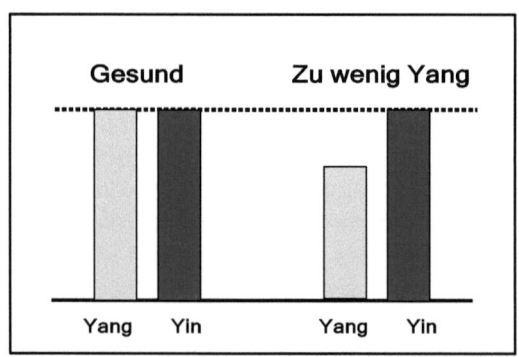

Zu wenig Yang bedeutet eine zu schwache Bewegung nach außen und nach oben. Die Körperwärme und die Körperspannung sind erniedrigt. Hier ist das wärmende, das aktive, das verändernde Prinzip zu schwach. Dadurch sinken die Widerstandskraft, die körperliche Stärke und die Körperwärme. Wenn das Yang abnimmt, hat dies auch Auswirkungen auf die Psyche. Auch die Art und Weise, wie man in der Welt auftritt, die „Erscheinung" verändert sich. Schließlich treten körperliche Veränderungen und sogar Krankheiten auf.

Zu wenig Yang: Eigenschaften und Symptome

◑ **Psyche**
Langsam, abwartend, defensiv, intuitiv, vorsichtig, introvertiert.
Bei Einseitigkeit: Ohne Selbstbewusstsein, schwach, depressiv, zurückgezogen, ängstlich.

◑ **Erscheinung**
Unauffällig, langsame Bewegungen, ausweichend, evtl. müde und blass.

Körperlich ist der Stoffwechsel erniedrigt. Körper und Geist sind geschwächt. Dadurch sinkt die Körpertemperatur. Appetit und Durst werden weniger. Die Verdauungskraft nimmt ab. Kreislauf und Körperkraft sind schwach. Das Selbstbewusstsein leidet. Allgemein neigt der Organismus zu Unterfunktionen.

☯ *Körperliche Symptome*
Niedriger Stoffwechsel, Frieren, körperliche Schwäche, wenig Appetit, wenig Durst, schwache Muskelkraft/Spannung, evtl. Abwehrschwäche, Unterfunktionen, Hypotonie, Hypothyreose.

Ursachen für diesen Zustand
Viele Menschen, insbesondere Frauen, neigen schon von ihrer Veranlagung zu diesem Zustand. Aber auch sehr „yinige" Einflüsse wie klimatische Kälte, Sorgen, Trauer oder Angst führen zu diesem Zustand.

Zu wenig Yang durch Ernährungsfehler
Gerade hier werden generell leicht Fehler gemacht. Es gibt eine ganze Reihe von Lebensmitteln, die kühlend wirken, insbesondere, wenn man diese roh verzehrt.
Hierzu gehören Früchte, Beeren und generell rohes Gemüse. Selbst Sojaprodukte können kühlend wirken.
Auch schwerverdauliche Brote wie etwa Roggenvollkornbrot, sind für geschwächte Personen eher ungeeignet.

Die möglichen Folgen
Auch hier kann eine Veranlagung langfristig zu ernsthaften Beschwerden und Krankheiten führen.
Wer friert, ist Infekten leichter ausgeliefert. Eine allgemeine Schwäche kann sich zu einer Verdauungsschwäche ausweiten. Dies führt zu einem Teufelskreis, denn dadurch kann die Nahrung noch schlechter aufgenommen werden, was wiederum noch mehr schwächt. Langfristig leiden alle Organe.

Zu viel Yin

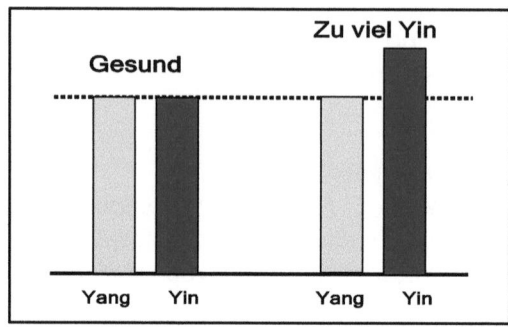

Zu viel Yin bedeutet eine zu starke Bewegung nach innen und unten. Die Körpersubstanz nimmt zu, die Säfte stauen sich.

Ein praktisches Beispiel: Wenn eine Person mit dieser Veranlagung Wasser trinkt, so dauert es sehr lange, bis sie es wieder ausscheidet. Sie neigt zu Einlagerungen.

Wenn das Yin zunimmt hat dies Auswirkungen auf die Psyche. Auch die Art und Weise, wie man in der Welt auftritt, die „Erscheinung" verändert sich. Schließlich treten körperliche Veränderungen und sogar Krankheiten auf. Hier ist das bewahrende, das festhaltende, das ruhende Prinzip zu stark.

Zu viel Yin: Eigenschaften und Symptome

❦ Psyche

Bewahrend, gemütlich, familiär, standhaft, ruhig, „rund".
Bei Einseitigkeit: Träge, unbeweglich, Anlaufschwierigkeiten, die „Übermutter", für Neues nicht zu begeistern, „das kann man noch gebrauchen", materiell, träge.

❦ Erscheinung

Rund, bequem, friedlich, liebt es Zeit zu haben und gut zu essen, gemütlich.

Auch körperlich neigt dieser Mensch dazu, Stoffe festzuhalten. Es könnten ja schlechte Zeiten kommen. Es gibt ein „Bilanzproblem". Es kommen mehr Stoffe in den Körper hinein als wieder heraus. Die Entgiftung ist ein deutlicher Schwachpunkt. Obwohl solche Menschen nicht mehr essen als andere, legen sie an Gewicht zu.

☺ Körperliche Symptome
Neigung zu Übergewicht, Neigung zu Einlagerungen,
scheidet getrunkenes Wasser lange nicht aus, schlechte Entgif-
tung, Schlackenstoffe, träger Darm, morgens kein Appetit, wenig
Durst, Anlaufschwierigkeiten.

Zu starke Bewegung nach innen

Gesund   • Zu viel Yin

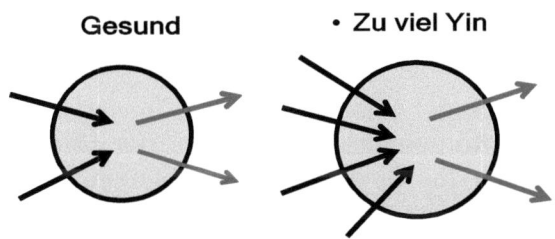

Ursachen für diesen Zustand
Viele Menschen neigen schon von ihrer Veranlagung zu diesem
Zustand. Sie führen einen langen Kampf gegen ihr Gewicht.
Einige Medikamente, aber auch Bewegungsmangel begünstigen
diesen Zustand.

Zu viel Yin durch Ernährungsfehler
Hier sind die meisten Ursachen recht offensichtlich. Die Menge,
die Kalorien, die man verzehrt, spielen eine große Rolle. Auch
spätes Essen kann zu Einlagerungen und Übergewicht führen.
Bei veganer Lebensweise ist es meist die Kombination aus zu viel
Fett und Zucker, die das Gewicht festhalten.

Die möglichen Folgen
Da die Entgiftung ein Schwachpunkt ist, kann es sein, dass Schlackenstoffe, Wasser und Gewicht ein zunehmendes Problem werden. Diese stören den Organismus in immer größerem Maße.
Ablagerungskrankheiten wie Gicht oder Arteriosklerose können
die Folge sein. Pflanzliche Lebensmittel bieten hier viele Vorteile.

Zu wenig Yin

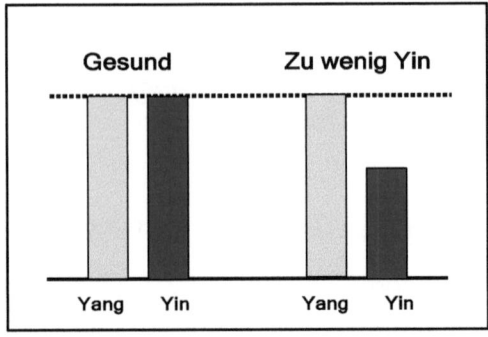

Zu wenig Yin bedeutet eine zu schwache Bewegung nach innen und unten. Die Körpersäfte nehmen ab, der Mensch neigt zu Trockenheit. Auch das Gewicht kann abnehmen. Ein praktisches Beispiel: Wenn eine Person mit dieser Veranlagung Wasser trinkt, so scheidet sie dieses sehr schnell wieder aus. Flüssigkeiten fehlen dann dem Organismus.

Wenn das Yin abnimmt hat dies Auswirkungen auf die Psyche. Auch die Art und Weise, wie man in der Welt auftritt, die „Erscheinung" verändert sich. Schließlich treten körperliche Veränderungen und sogar Krankheiten auf. Das bewahrende, das festhaltende, das ruhende Prinzip ist zu schwach.

Zu wenig Yin: Eigenschaften und Symptome

❧ **Psyche**

Mit wenig zufrieden, genügsam, zäh, ausdauernd, Überlebenskünstler.

Bei Einseitigkeit: Unruhig, kein Sitzfleisch, ungeduldig, hektisch, kann Erworbenes schlecht festhalten.

❧ **Erscheinung**

Dünn, sehnig, unruhig, es fehlen die Gemütlichkeit, das Weiche, spricht schnell, Probleme mit Struktur und Ordnung.

Körperlich neigt der Mensch zu Trockenheit und Unruhe. Es sind häufig Ausdauertypen, die mehr Fett verbrennen als andere Menschen. Ein Beispiel für diesen Zustand ist auch das Klimakterium. Hier reduziert der Körper befeuchtende, aufbauende Hormone wie das Östrogen. Die Folge sind trockene Haut und Schleimhäute, spröde Haare, das Fehlen innerer Ruhe und Schlafstörungen.

❧ körperliche Symptome
Neigung zu Untergewicht, scheidet getrunkenes Wasser schnell
wieder aus, allgemeine Trockenheit, trockene Haut und Schleim-
häute, Neigung zu hartem Stuhl, schlechte Nerven, Unruhe,
Mineralstoffmangel.

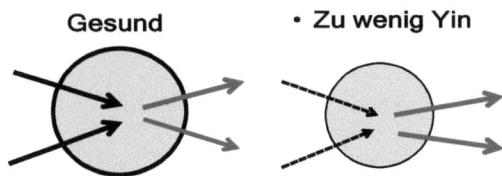

Zu schwache Bewegung nach innen

Gesund   • Zu wenig Yin

Ursachen für diesen Zustand
Viele Menschen neigen schon von ihrer Veranlagung zu diesem
Zustand. Dies sind häufig die Ausdauertypen und „Langläufer".
Auch langanhaltender Stress, zu wenig Ruhe und lange Krank-
heiten können diesen Zustand begünstigen.

Zu wenig Yin durch Ernährungsfehler
Hier gibt es einen wichtigen Hinweis zur veganer Lebensweise:
Die meisten pflanzlichen Produkte besitzen eine ausleitende,
trocknende Wirkung. Viele Obst- und Gemüsesorten, Hülsenfrüchte, bestimmte Saaten wie Hirse, Quinoa oder Mais wirken
ausleitend. Dies kann schnell zu Trockenheit und Saftmangel
führen. Auch sehr trockene Lebensmittel wie Knäckebrot oder
Maiskräcker können die Säfte erschöpfen. Alkohol, scharfe und
bittere Gewürze wirken ähnlich. Einseitige, zu harte Diäten, aber
auch psychisch bedingte Essstörungen können die gesunde
Substanz schädigen.

Die möglichen Folgen
Welche Auswirkungen ein Mangel an Säften haben kann, sieht
man am Beispiel des Klimakteriums sehr deutlich. Haut und
Schleimhäute werden trocken. Diesen Zustand kann man mit
einer entsprechenden Ernährung sehr gut beeinflussen.

Die Organuhr

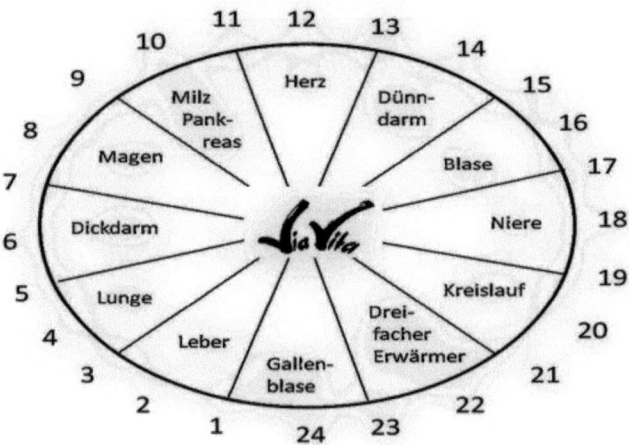

Es ist sinnvoll, sich den natürlichen Biorhytmus unserer Organe anzuschauen. Jahreszeiten und Tageszeiten besitzen einen festgelegten Rhythmus. Entsprechend diesem Rhythmus arbeiten unsere inneren Organe. Das heißt, dass bestimmte Organe zu bestimmten Uhrzeiten besonders stark oder schwach arbeiten.

Entsprechend der Organuhr der TCM startet um 3.00 Uhr morgens ein Tag oder ein neuer Zyklus. Alle zwei Stunden übernimmt ein anderes Organ die „Hauptarbeit" im Körper.
Es beginnt mit der Lungenzeit, die von 3.00 Uhr bis 5.00 Uhr andauert. Aus Erfahrung weiß man, dass Menschen mit Lungenkrankheiten in dieser Zeit oft wach werden (z.B. Asthmatiker).

Danach kommt die Zeit des Dickdarms. Hier sollte optimalerweise die Stuhlentleerung stattfinden. Danach ist Platz in den Verdauungsorganen. Die Magenzeit beginnt dann gegen 7.00 Uhr. (Menschen mit Magenproblemen leiden in dieser Zeit häufig unter Übelkeit.) Anschließend ist die Bauchspeicheldrüse besonders aktiv.

Aus der modernen Medizin wissen wir, dass in den Morgenstunden besonders viele Verdauungssäfte gebildet werden. Deshalb ist es sinnvoll, morgens, spätestens mittags die Hauptmahlzeit einzunehmen.

Nachmittags arbeiten Dünndarm und Blase, die gerne Ruhe für ihre Arbeit haben, weswegen hier ein energetischer Durchhänger normal ist.

Ein fast vergessenes, traditionell westliches Sprichwort lautet:

**„Esse zum Frühstück wie ein König,
mittags wie ein Edelmann, abends wie ein Bettler"**

Abends bereitet sich der Körper auf Ruhe und Entgiftung vor.
Das wichtigste Entgiftungsorgan ist die Leber. Diese arbeitet vor allem nachts.
Wenn wir abends viel oder die falschen Dinge essen, fließt das Blut nicht zum Entgiften in die Leber, sondern in den Verdauungstrakt (Magen, Pankreas, Darm). Die Folgen sind ein schlechter Schlaf, morgens wenig Appetit und eine schleichende Verschleimung und Vergiftung des Körpers.

Übrigens finden zwischen 23.00 Uhr und 3.00 Uhr nachts viele Schlägereien statt. Die Galle und die Leber gehören zu den emotionalen Organen, die sich in dieser Zeit leicht gereizt fühlen.

Dies sind die wichtigsten Aspekte der Organuhr zur gesunden Verdauung.
Darüber hinaus zeigen uns Statistiken, wie die anderen Organe arbeiten, bzw. wie diese betroffen sind.
So gibt es die meisten Herzinfarkte in der heißen Mittagszeit (Herzzeit).
Abends ziehen sich die Energien dann langsam nach innen zurück und regenerieren sich für den nächsten Tag.

Ein Jetlag z.B. Durch Flugreisen entsteht in hohem Masse durch die „Verwirrung" unserer inneren Uhr.

Praktische Ratschläge

Die Rezepte in diesem Buch legen den Schwerpunkt auf den Aufbau von gesunder Kraft und gesunden Körpersäften.

Ratschläge für den Aufbau des Yang

Kraftnahrung

Wir beginnen mit „Kraftnahrung":
Diese eignet sich besonders für Menschen, die eher frieren und zu Schwäche neigen. Aber alle Menschen brauchen Kraft und Wärme.

Wie dargestellt, sollte man bei veganer Ernährung darauf achten, Lebensmittel und deren Zubereitung so zu wählen, dass man nicht auskühlt und die innewohnende Kraft optimal nutzt.

Welche Pflanzen haben nun die größte Kraft?
Es gibt eine recht einfache und logische Antwort:

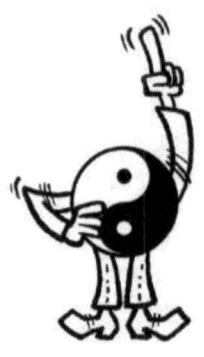

Pflanzen, die den Winter überstehen, speichern sehr viel Energie!
(Saaten, Zwiebeln, Knollen, Wurzeln, Wintergemüse)

Vor allem durch langes Kochen dieser Zutaten, bekommt man wahre eine Kraftnahrung! Zur genaueren Beschreibung und Zubereitung kommen wir etwas später.
Hier eine Übersicht über besonders gut geeignete Lebensmittel, wenn das Yang fehlt:

☯ Die geeigneten Lebensmittel

Getreide
Hafer, Hirse, Dinkel, Reis, Quinoa, Amaranth, Buchweizen.
Hülsenfrüchte
Rote und weiße Bohnen, rote Linsen, Kichererbsen, Erbsen.
Ölsaaten:
Walnüsse, Haselnüsse, Cashewnüsse, Mandeln, Kürbiskerne.
Gemüse
Zwiebel, Lauch, Karotten, rote Beete, Schwarzwurzeln, Kartoffeln, Rotkohl, Weißkohl, Grünkohl, andere Kohlarten, Fenchel, Petersilienwurzel, Rettich, Sellerie.

Natürlich sollte ein Anteil unseres Tagesplans auch **Rohkost** enthalten. Dann passt vor allem leichtverdauliches Obst und Gemüse.

Obst
Äpfel, Pfirsiche, Heidelbeeren, Holunderbeeren, Kirschen, Pflaumen, Datteln, Feigen.
Gemüse
Möhren, Tomaten, rote Paprika, gelagertes Gemüse.

☯ Die Zubereitung
Das Yang steht körperlich für (innere) Wärme und Kraft. Um möglichst viel Wärme und Kraft aus unserer Nahrung zu bekommen, ist vor allem die Zubereitung wichtig.

Kochen, Braten, Backen
Bis vor einigen Jahrzehnten kannte man die Zubereitungsweise, mit denen man geschwächten Menschen wieder auf die Beine half: Den Frauen nach der Geburt sowie kranken Kindern usw. gab man stundenlang gekochte Eintöpfe und Suppen. Dabei war das Fleisch darin nicht unbedingt die Hauptzutat. Zwiebeln, Kohl, Bohnen, gewürzt mit scharfen Gewürzen wie Meerrettich oder Senf brachten überzeugende Erfolge. Leider ist dieses alte Wissen von der Vitamin- und Nährstoffwelle weggespült worden. Vielleicht bringt eine vegetarische Welle diese Erfahrung zurück. Eine interessante Tatsache:

**Nach einer Suppe
verträgt man viel besser einen Salat**

So bekommt man die nötigen Vitamine, ohne auszukühlen!
Das funktioniert anders herum allerdings nicht. Nach einem größeren Salat ist der Körper allein damit beschäftigt, diesen zu verdauen.

Dünsten

Diese Zubereitungsform hat eine ähnliche Wirkung wie Kochen, nur dass beim Dünsten viele Vitamine erhalten bleiben. Allerdings ist die „Power", die man erhält, nicht vergleichbar mit den lange gekochten Kraftsuppen.

Regeln für Ost und Gemüse

Es gibt einige recht einfache Merkmale, an denen man Eigenschaften von Obst und Gemüse erkennen kann:

Grünes Obst und Gemüse ist schwerer verdaulich als rotes oder gelbes Obst oder Gemüse.

Rote Paprika viel verträglicher für geschwächte Menschen als grüne Paprika. Das gleiche gilt für Erdbeeren, Tomaten, Äpfel usw.

Je länger man Pflanzen lagert, desto leichter verdaulich werden diese.
Je weicher und süßer sie sind, desto mehr Kraft geben sie uns.
Kompotte z.B. liefern eine leicht verdauliche Saft- und Kraftspeise.

☯ **Wovon abzuraten ist, wenn das Yang fehlt:**

Generell kann man sagen: Was Menschen mit zu hohem Stoffwechsel nützt, schadet leicht Menschen die frieren.
Hier folgende nicht immer populäre Ratschläge:

o Nicht zu viel Rohkost
o Nicht zu kalte Lebensmittel (z.B. kaltes Wasser!)
o Nicht zu viel „energielose" Nahrung (z.B. Weißmehl, Konserven, Mikrowelle, Fertiggerichte)
o Nicht zu viele schwer verdauliche Lebensmittel wie z.B. Roggenvollkornbrot, rohes Tofu
o Vermeiden Sie zu große, zu häufige, zu späte, zu schnelle Mahlzeiten

☯ Gewürze

Mit Gewürzen kann man selbst kühlenden Lebensmitteln eine wärmende Wirkung verleihen. Scharfe und süße Gewürze erhöhen den Stoffwechsel und somit die Körpertemperatur. Die meisten Gewürze sind scharf und haben eine wärmende Energie. Daher seien hier nur einige wichtige Beispiele genannt:

Zimt, Ingwer, Anis, Fenchel, Dill, Pfeffer, Chili, Meerrettich, Senf, Oregano.

☯ Unsere innere Uhr

Da morgens besonders viele Verdauungssäfte gebildet werden, ist ein warmes Frühstück ein wahrer Segen für den ganzen Tag.

Bis vor ca. 100 Jahren war dies hier in Deutschland so alltäglich wie heute noch in vielen Teilen Asiens.

Mittags kann eine Suppe als Vor- oder Hauptspeise sehr hilfreich sein.

Abends sollte man leichtverdaulich und mäßig essen.

Zu wenig Yang
Ratschläge für den Tagesablauf

☯ Frühstück

Wie wichtig das Frühstück ist, haben wir schon bei der Organuhr besprochen. Gerade für geschwächte Menschen ist das Frühstück von fundamentaler Bedeutung. Um den Organismus zu kräftigen und zu wärmen, ist ein warmes Frühstück optimal. Sie finden in der Rezeptabteilung eine ganze Reihe von Gerichten, die hierfür passen. Es eignen sich besonders Suppen, Schnellgerichte und traditionelle Congees.

In Asien hat dies auch heute noch Tradition. Wie bereits erwähnt, gab es auch in unserer westlichen Welt bis vor ca. 100 Jahren ein warmes Frühstück! Erst der „Brötchenkult" hat dies verdrängt.

Vor dem Frühstück

Um die Verdauungsorgane in Schwung zu bringen, macht es Sinn, einen warmen Gewürztee zu trinken. Zimt, Fenchel, Anis oder fertige Mischungen wie „Yogitee" eignen sich hervorragend.

Wie gesagt, ist ein warmes Frühstück optimal geeignet, einen energievollen Start in den Tag zu ermöglichen. Dies ist aber nicht immer so einfach umzusetzen. Wer sehr früh zur Arbeit muss, kann sich evtl. in einem Thermosbehälter sein Frühstück mitnehmen. Der kleine Aufwand lohnt sich auf jeden Fall!

Frühstücksmüsli

Es eignen sich als Zutaten leicht verdauliche, wärmende Lebensmittel, wie etwa:

Hafer-, Dinkel-, Hirseflocken.
Dazu *Sonnenblumenkerne, Nüsse, Datteln, Feigen, Rosinen,*
gewürzt mit *Zimt, Ingwer, Galgant, Anis, etwas Sirup.*
Die einfachste Variante ist, das Müsli mit heißem Wasser aufzugießen.
Hierfür benötigt man lediglich einen Wasserkocher.
Noch besser geeignet ist allerdings erwärmte Hafer- oder Reismilch.

Brot zum Frühstück

Brot gehört für viele Menschen als Basis zum Frühstück. Man sollte auch hier ein paar einfache Regeln beachten.

Empfehlenswert sind Brote mit hohem Haferanteil. Roggenvollkornbrot sollte wenigstens getoastet werden. Wenn man Brot toastet, wird es energetisch wärmer und leichter verdaulich. Auch hier kann man mit gewürzten Brotaufstrichen eine energievolle, warme Mahlzeit hinbekommen. Da die meisten Vollkornbrote eher schwerverdaulich sind, sollten diese langsam und gut gekaut gegessen werden.

Rohkost (zum Frühstück)

Vitamine aus frischer Nahrung braucht jeder Mensch. Nur sollten hier die schon besprochenen Regeln eingehalten werden:
Möglichst reifes, weiches, süßes Obst oder Gemüse in nicht zu großen Mengen essen!
Hier nochmal ein Überblick:

Frühstück für den Aufbau des Yang

- *Gewürztee als „Vorspeise"*
- *Warme Schnellgerichte*
- *Suppen*
- *Congees (siehe Rezeptteil)*
- *Müsli, warm und scharf gewürzt*
- *Getoastetes, leichtverdauliches Vollwertbrot*
- *Reifes Obst*

☙ Mittagessen

Mittags eignet sich besonders die Kraftsuppe als Energielieferant. Sie kann als Vorspeise dienen. Man kann diese aber auch zum Eintopf ausbauen und als Hauptspeise verwenden.

Wenn Sie auswärts essen, achten Sie darauf, ob energetische, wärmende Zutaten in den Gerichten enthalten sind. Ansonsten können Sie mit scharfen Gewürzen nachbessern. Pfeffer oder Chili gibt es in jeder Küche.

Ein Salat als Vorspeise ist nicht optimal für Menschen, die frieren. Aber auch hier gilt, dass jeder Mensch frische Anteile in der Nahrung haben sollte.

Es eignen sich hier besonders leicht verdauliche Gemüsesorten wie Tomaten, Karotten, Fenchel, Zwiebeln. Dazu geriebene Äpfel oder leichtverdauliches Obst. Wenn möglich, essen Sie den Salat nach einer Suppe!

Mittagessen für den Aufbau des Yang

- *Kraftsuppe (als Vorspeise)*
- *Warme Gerichte*
- *Eintöpfe*
- *Aufläufe*
- *Wok oder Pfannengerichte*
- *Leichtverdauliche Salate*

☯ Abendessen

Abends sollte nicht die Hauptmahlzeit sein (siehe Organuhr). Eigentlich kann das Abendessen dem Frühstück sehr ähnlich sein. Es sollte leicht verdaulich sein und nicht zu viele Kalorien enthalten.

☯ Nachtisch

Als Nachtisch eignen sich besonders gut gewürzte, warme Kompotte.

Man wird bei diesem Thema leicht dogmatisch. Entscheiden Sie selbst, was gut für die Seele ist!

☯ Zwischenmahlzeiten

Zu viele Zwischenmahlzeiten schwächen letztlich den Organismus.

Um das Yang aufzubauen eignen sich Gewürztees oder auch warme Säfte besonders gut.

Erwärmen Sie mal Karottensaft und würzen ihn mit Salz und Pfeffer. Sie bekommen eine energiegeladene, warme Zwischenmahlzeit! Es eignen sich auch andere Säfte wie etwa rote Beetesaft oder Traubensaft. Auch Reismilch oder Hafermilch eigen sich sehr gut, wenn man diese erwärmt und gut würzt.

Ratschläge für den Aufbau des Yin

Ein sehr großer Teil der pflanzlichen Lebensmittel wirkt entwässernd und entgiftend. Ernährt man sich zu einseitig, kann dies leicht zu Trockenheit von Haut und Schleimhäuten führen. Alle anderen Flüssigkeiten sind dann ebenfalls reduziert. Dem Körper fehlen die Säfte.

Viele pflanzliche Lebensmittel wirken entwässernd!

Gerade Menschen, die schon zu Trockenheit (trockene Haut und Schleimhäute) neigen, sollten den Schwerpunkt auf befeuchtende Lebensmittel setzen. Wenn man die Wirkweise der Lebensmittel kennt, kann man dies leicht erreichen.

☯ **Befeuchtende und aufbauende Nahrung**

Das Yin steht für Körpersubstanz und für Körpersäfte.
Lebensmittel, die in der Natur viele Säfte festhalten, geben diese in einer sehr gesunden Weise an unseren Körper ab. Es gibt sehr wasserhaltige Lebensmittel wie Tomaten, Wassermelonen oder Erdbeeren, sowie saftige, „fleischige" Lebensmittel wie Pfirsiche oder Kürbisse. Sie alle unterstützen in unterschiedlicher Weise unseren gesunden Säftehaushalt.

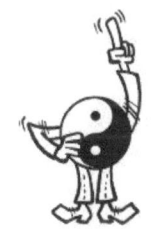

*Saftige Lebensmittel
befeuchten ganz natürlich unseren Körper!*

Auch gesund schleimende Lebensmittel wie Bananen, Feigen, Hafermilch oder Reismilch helfen, erschöpfte Säfte wieder aufzubauen. Sie schützen und regenerieren die Haut und die Schleimhäute. Säfte alleine reichen aber nicht aus, um das Yin zu stabilisieren. Es sind hochwertige Fette und Eiweiße nötig. Besonders günstig sind Ölsaaten, da sie den Körper nicht belasten und den nötigen „Schmierstoff" liefern.

☯ Die geeigneten Lebensmittel

Getreide
Hafer, Weizen, Dinkel, Reis, Quinoa.
Ölsaaten
Oliven, Mandeln, Walnüsse, Haselnüsse, Sonnenblumenkerne, Sesam, Avocados, Leinöl, Kokosfett.
Gemüse
Kürbisse, Avocados, Tomaten, Melonen, rote Paprika, Gurken, Pilze, Zucchini, rote Beete.
Obst
Erdbeeren, Himbeeren, Birnen, Weintrauben, Mangos, Kirschen, Mandarinen, Feigen, Datteln.
Gesund „schleimende" Lebensmittel
Bananen, Feigen, Datteln, Hafer, Reis.

☯ Die Zubereitung
Das wichtigste ist hier die Auswahl der passenden Lebensmittel. Allerdings gibt es einige einfache Methoden, um die gewünschte Wirkung zu verstärken:

Einweichen
Versuchen Sie mal, Mandeln, Nüsse oder Sonnenblumenkerne über Nacht einzuweichen. Sie erhalten ein verändertes Lebensmittel! Die Inhaltsstoffe sind leichter verdaulich und enthalten mehr Saft. Außerdem werden Sie beobachten, dass Sie mehr Stuhlgang haben werden, weil die Ballaststoffe mehr Volumen haben. Auch Keimlinge nehmen sehr viel Wasser auf und wirken so befeuchtend.

Säfte
Von roter Beete über Möhren bis hin zu den Tomaten: Es lohnt sich, verdünnte Säfte zu trinken, insbesondere als Zwischenmahlzeit. Die Säfte verbessern unseren Flüssigkeitsstatus, ohne den Körper zu belasten.

☯ Vorsicht, wenn das Yin schon fehlt!

Da sehr viele pflanzliche Lebensmittel entwässernd wirken, sollten diese in Verbindung mit „befeuchtenden" Mitteln genossen werden. Hier einige wichtige Grundnahrungsmittel, die entwässernd wirken:
Hirse, Hülsenfrüchte, Rohkost, scharfe und bittere Gewürze. Auch sehr trockene Lebensmittel wie Knäckebrot sollten nicht im Übermaß verzehrt werden.

☯ Gewürze

Die meisten Gewürze sind scharf und warm. Sie sollen den Stoffwechsel ankurbeln und erhöhen deshalb das Yang. Auch wirken einige dieser Gewürze stark trocknend (z.B. Ingwer, Koriander), was man bei Trockenheit berücksichtigen sollte.
Wenn man das Yin mit Gewürzen stabilisieren will, helfen insbesondere Salz und süße Gewürze wie Sirupe oder Honig. Die gute Nachricht: Vanille und Kakao bauen ebenfalls das Yin auf.

Zu wenig Yin
Ratschläge für den Tagesablauf

☯ Frühstück

Auch hier gilt die alte Weisheit, dass das Frühstück und das Mittagessen umfangreicher sein sollen als das Abendessen.

Es geht es nun darum, Säfte aufzubauen und die Substanz zu stärken. Deshalb stehen saftige, gesund „schleimemde" und hochwertig fettige Lebensmittel verstärkt auf dem Speiseplan. Es ist zwar nicht so fundamental wichtig, warm zu frühstücken. Trotzdem ist es ratsam, denn dann sind die Säfte leichter verfügbar und man vitalisiert den Organismus. So ähneln einige Ratschläge den Hinweisen, mit denen man das Yang aufbaut.

Vor dem Frühstück

Es sollen ja Säfte aufgebaut werden. Hierfür eignet sich saftiges Obst und Gemüse. Essen Sie vor dem Frühstück einen saftigen Apfel, eine Birne, Mandarine oder sonstiges saftiges Obst. Auch Möhren, Gurken oder Kohlrabi sind als Vorstarter geeignet.
Ein Glas verdünnter Saft ist ebenfalls gut geeignet, die Verdauungssäfte zu unterstützen und das Yin aufzubauen.

Frühstücksmüsli

Es eignen sich als Zutaten befeuchtende Lebensmittel, wie etwa: *Hafer, Weizen oder Reis,* dazu *Mandeln, Sonnenblumenkerne, Nüsse, Datteln, Feigen, Rosinen,* gewürzt mit *Salz, etwas Sirup, Vanille, Kakao.*

Noch besser ist es, die Nüsse über Nacht einzuweichen. Die einfachste Variante ist, das Müsli mit heißem Wasser aufzugießen. Noch besser geeignet hierfür ist heiße Hafer- oder Reismilch.

Brot zum Frühstück

Auch hier ist es ratsam, das Brot zu toasten. Empfehlenswert sind Brote aus Weizen und Hafer, da diese befeuchtend wirken. Als Brotauflage eignen sich besonders Avocados, Tahin, Nussmus und dazu saftiges frisches Obst und Gemüse.

Rohkost (zum Frühstück)

Vitamine aus frischer Nahrung braucht jeder Mensch. Nur sollten hier die schon besprochenen Regeln eingehalten werden:
Hier passt möglichst saftiges, weiches, süßes Obst oder Gemüse in nicht zu großen Mengen!
Hier nochmal ein Überblick:

Frühstück für den Aufbau des Yin

- *Saftiges Obst und Gemüse (Säfte) als „Vorspeise oder Beilage*
- *Warme Schnellgerichte*
- *Suppen*
- *Congees*
- *Müsli, süß und salzig gewürzt*
- *Getoastetes, saftiges Vollwertbrot*

☯ Mittagessen

Hier kommt es besonders auf die Auswahl der Lebensmittel an. Es eignen sich insbesondere saftige Gemüsesorten wie Tomaten, Karotten, Zucchini usw. Beim Getreide eignen sich gut Reis, Dinkel, Hafer und Weizen (auch als Nudeln). Salz hält Wasser im Körper, deshalb kann man durchaus etwas mehr Salz verwenden, wenn das Yin fehlt.

Trinken Sie vor dem Essen ein Glas Wasser oder Saft. So unterstützen Sie Ihre Verdauungssäfte.

Ansonsten finden Sie im Rezepturenabschnitt eine Reihe von Gerichten, die als Hauptspeise das Yin aufbauen. Wenn Sie auswärts essen, achten Sie darauf, dass die Gerichte saftige, aufbauende Lebensmittel enthalten.

Ein Salat als Vorspeise ist in Ordnung. Er sollte saftig und leicht verdaulich sein. Hier sind Tomaten, Gurken, Karotten, Oliven, Äpfel, Weintrauben besonders gut geeignet.

Mittagessen für den Aufbau des Yin
- *Ein Glas Wasser trinken*
- *Saftige Lebensmittel*
- *Suppe oder saftiger Salat*
- *Warme Gerichte*
- *Eintöpfe*
- *Aufläufe*
- *Wok oder Pfannengerichte*

☯ Abendessen
Abends sollte nicht die Hauptmahlzeit sein (siehe Organuhr). Eigentlich kann das Abendessen dem Frühstück sehr ähnlich sein. Auch hier sollten saftige Lebensmittel mit eingebaut werden.

☯ Nachtisch
Als Nachtisch eignen sich besonders gut alle saftigen Obstsorten wie Bananen, Birnen, Himbeeren, Kirschen, Pfirsiche usw.

☯ Zwischenmahlzeiten
Zu viele Zwischenmahlzeiten schwächen letztlich den Organismus.
Um das Yin aufzubauen, eignen sich Säfte oder saftiges Obst und Gemüse. Reis- oder Hafermilch unterstützen die Saftbildung.
Ebenso ist Studentenfutter sehr gut geeignet. Der dünne Mensch verbrennt mehr Fett als andere Personen.
Sie finden viele passende Gerichte im Rezeptteil.

Lebensmittel, die Yin und Yang gleichzeitig aufbauen

Diese Lebensmittel haben sehr viel Energie und wirken gleichzeitig befeuchtend. Dazu gehören:
Hafer, Dinkel, Quinoa, Walnüsse, Sesam, Sonnenblumenkerne, Haselnüsse, Cashewnüsse, Datteln, Feigen, Karotten, rote Beete, Schwarzwurzeln, Zwiebeln.

Es folgen nun einige Ratschläge,
wenn Yang oder Yin zu viel vorhanden sind.

Allerdings gibt es hierfür keine Rezepte. Dies würde den Rahmen des Buches sprengen. Sie finden aber im Kapitel über die Beschreibung der einzelnen Lebensmittel viele Hinweise. Wie bereits erwähnt, liegt der Schwerpunkt dieses Buches darin, Kraft und Saft aufzubauen. In meinen „Anwendungsbuch zur Ernährung nach der TCM" finden Sie ausführliche Beratungspläne.

Ratschläge für Menschen mit „zu viel Yang"

Solche Menschen haben einen sehr hohen Stoffwechsel. Sie verbrennen und verbrauchen mehr Nährstoffe als andere Personen. Dies führt leicht dazu, dass der Blutzucker schnell in den Keller geht. Die Gefahr ist dann groß, zu zuckerhaltigen Lebensmitteln zu greifen. Dies verursacht aber, dass noch mehr Insulin ausgeschüttet wird. Die nächste Hungerattacke ist also schon auf dem Weg. Menschen mit so einer Veranlagung haben am Beginn einer Umstellung auf vegane Ernährung deshalb oft einige Schwierigkeiten.
Hier gibt es einige Ratschläge, wie es leichter gelingen kann.
Zwei nun folgende Aspekte bei der Wahl der Lebensmittel sind besonders wichtig:

☯ Kühlende Lebensmittel
Der Grundumsatz ist hoch, dadurch steigen Appetit und Durst. Es besteht eine Abneigung gegen Wärme, da innerlich viel Hitze produziert wird.
Hier helfen kühlende Lebensmittel. Hierzu gehört vor allem Rohkost. Für die Verdauung von Rohkost braucht der Körper viel Energie und Zeit.

Es gibt einige einfache Grundsätze. Je unreifer und härter das Obst oder Gemüse ist, desto kühlender ist die Wirkung. Auch sind grüne Sorten oft schwerer verdaulich als gelbe oder rote Sorten. So sind unreife, grüne Paprika sind deutlich schwerer zu verdauen als reife, rote Paprika. Wer sehr hoch brennt, sollte im täglichen Speiseplan einen Anteil an Rohkost einführen. Dabei wird dessen kühlende Wirkung leicht unterschätzt. Man sollte seine Lebensmittel nicht zu einseitig wählen. Hier eine Reihe von rohen Lebensmitteln, die kühlendend wirken:

Gemüse
Stark kühlend wirken:
Grüne Paprika, Brokkoli, Eisbergsalat, Endiviensalat, grüne Gurken, Rotkohl, Sauerkraut.
Kühlend wirken:
Avocados, Blumenkohl, Kopfsalat, Champignons, Kohlrabi, Kürbisse, Möhren, roter und gelber Paprika, Radieschen, Spargel, Tomaten, gekeimte Linsensprossen.

Obst
Stark kühlend wirken:
Grüne Äpfel und Birnen, harte Bananen, Grapefruit, Holunderbeeren, Johannisbeeren, Kiwis, saure Orangen, Rhabarber, Wassermelonen, Zitronen.
Kühlend wirken:
Ananas, reife Äpfel und Birnen, Brombeeren, Erdbeeren, Heidelbeeren und Himbeeren, Honigmelonen, Kirschen, Mandarinen, Orangen, Pfirsiche, reife Pflaumen, Weintrauben.

☺ Lebensmittel, die den Blutzucker stabilisieren
Leicht verdaulicher Zucker führt dazu, dass der Stoffwechsel noch schneller arbeitet und noch mehr Hitze im Körper entsteht. Langsam verdauliche Kohlehydrate dagegen versorgen den Organismus gleichmäßig mit Energie und Ausdauer. Neben Kartoffeln und Bananen sind es vor allem vollwertige Getreidesorten und deren Produkte, die Ruhe und Ausgeglichenheit zurückbringen.

Folgende **Getreideprodukte** sind besonders gut geeignet:
Dinkel, Gerste, Grünkern, Mais, Reis, Roggen, Weizen, Buchweizen und alle Vollkornprodukte wie etwa Vollkornbrot oder Vollkornnudeln. Auch ölige und fettige Lebensmittel sind gut geeignet, einen Menschen, der hoch brennt, auszugleichen.

Hochwertige Öle und Fette versorgen den Organismus langsam und gleichmäßig mit Energie. Besonders gut geeignet sind: Erdnüsse, Haselnüsse, Pistazien, Sesam, Oliven, Avocados.

☯ Ungünstige Lebensmittel
Nicht sehr populär, aber genauso wichtig ist es, Lebensmittel zu vermeiden, die das Yang noch mehr anheizen.
Hierzu gehören insbesondere weißer Zucker, weißes Mehl, hochprozentiger Alkohol (Bier kühlt eher!), sehr scharfe Gewürze.

Zu viel Yang
Ratschläge für den Tagesablauf

☯ Frühstück
Auch hier ist das Frühstück von zentraler Bedeutung.
Wer hoch brennt und ohne ausreichendes Frühstück aus dem Haus geht, wird schnell in den Unterzucker fallen.
Deshalb ist ein kräftiges, nicht zu leicht verdauliches, großes Frühstück empfehlenswert. Vor dem Frühstück kann man mit frischem, knackigem Gemüse oder Obst beginnen.
Es eignet sich hier sehr gut Vollkornbrot mit Obst oder Gemüseanteil.
Das Roggenbrot galt früher als das „Holzfällerbrot".
Oben auf das Brot sollten hochwertige Fette, die es ja auch als Fertigaufstriche gibt. Diese Fette beruhigen das hyperaktive Yang.

Neben Brot eignen sich verschiedene **Müslisorten** besonders gut. Dinkel oder Weizen sind hier besser als Hafer, da Hafer leicht verdaulich und wärmend wirkt.
Ins Müsli passt dann frisches Obst. Besonders nicht ganz reife Bananen regulieren den Blutzucker nach unten. Auch Nüsse machen lange satt und schmecken niemals langweilig.
Natürlich kann man auch warm frühstücken. Es ist hier nur nicht so entscheidend. Es sollte dann Vollkornprodukte wie Weizen, Gerste oder Reis enthalten. Dabei sollte der Reis „al dente" bleiben, so geht er langsamer ins Blut.

Als Nachspeise zum Frühstück passt ein (Soja)joghurt. Dieser versorgt den Organismus mit vielen Eiweißen und wirkt ebenso kühlend. Hierzu passen wieder Bananen.

Frühstück, das das Yang ausgleicht

- *Knackiges Obst oder Gemüse als „Vorspeise"*
- *Vollkornbrote, darauf als Aufstrich hochwertige Fette*
- *Müsli mit Nüssen und Obst*
- *Warme Vollkornmahlzeit (al dente)*
- *Sojajoghurt mit Bananen*

☯ Mittagessen

Vor dem Mittagessen eignet sich hervorragend ein Salat, der den Heißhunger zügelt und beruhigt.

Danach sollten vollwertige Kohlenhydrate im Vordergrund stehen. Hier passen erneut Vollreis, Vollkornprodukte wie Weizennudeln oder Roggenprodukte. Auch Pellkartoffeln machen lange satt.

Mittagessen, das das Yang absenkt

- *Salat (als Vorspeise)*
- *Kartoffeln*
- *Vollreis*
- *Vollkornnudeln*
- *Gemüse*
- *„Al dente" kochen*

☯ Abendessen

Abends sollte nicht die Hauptmahlzeit sein (siehe Organuhr). Eigentlich kann das Abendessen dem Frühstück sehr ähnlich sein. Es sollte nicht zu süß und zu leicht verdaulich ausfallen.

☯ Nachtisch

Hier halten wir uns mal raus.

☯ Zwischenmahlzeiten

Gerade Menschen mit erhöhtem Stoffwechsel werden zwischendurch Hunger bekommen. Es macht wenig Sinn „durchzuhalten", da der Hunger irgendwann zu stark wird und dann der Griff zu ungesunden Lebensmitteln vorprogrammiert ist. Es eignen sich Obst (Südfrüchte, Bananen) und Gemüse, aber auch Nüsse oder Studentenfutter. Auch Reiswaffeln oder Vollkornbrot (auch mal ohne Belag) können die Brücke zur nächsten Mahlzeit bilden.

Ratschläge für Menschen mit „Zu viel Yin"

„Stoffwechsel" bedeutet, dass ständig Stoffe in den Körper, bzw. in die Zellen hinein- und (als Abfallprodukte) wieder herausgelangen.
Gesundheit ist ein Gleichgewicht von „Input und Output". Menschen mit eben dieser Veranlagung haben ein Bilanzproblem:
Es gelangen mehr Stoffe in den Organismus, als wieder herauskommen. Wenn solche Menschen Wasser trinken, dauert es sehr lange, bis sie es wieder ausscheiden. Insgesamt ist die Entgiftung ein Schwachpunkt. So kommt es, dass sie zu Gewichtszunahme neigen, obwohl sie nicht mehr, oder häufig sogar weniger essen als andere Personen.

Bei der Wahl der Lebensmittel kommt es also darauf an, diese „Bilanz" umzukehren. Es empfehlen sich entwässernde, entgiftende Lebensmittel. Allgemein sind pflanzliche Lebensmittel hier besonders günstig.
Allerdings haben auch eine Reihe pflanzlichen Lebensmittel einen sehr hohen Kaloriengehalt! Süßigkeiten und fettige Nahrung führen leicht zu Einlagerungen.

Sehr wichtig ist auch die Uhrzeit, genauer gesagt das leichte Abendessen.
Für die Entgiftung ist die Leber zuständig. Diese arbeitet vor allem nachts, weil das Blut während körperlicher Ruhe in die Leber fließt. Wer abends viel isst oder zu viel aufbauende Nahrung verzehrt, behindert massiv seine Entgiftung. Man hat dann morgens keinen Appetit und abends kommt der Hunger. Diesen Teufelskreis zu durchbrechen, ist die erste Aufgabe. Und diese beginnt mit dem Frühstück.
Doch zunächst schauen wir uns Lebensmittel an, die sehr gut geeignet sind.

☻ Lebensmittelgruppen

Gemüse, Obst, Kartoffeln, Hülsenfrüchte, ballastreiche Vollkornprodukte, Knäckebrot, entgiftende, entwässernde Lebensmittel, „trockene" Nahrungsmittel, hochwertige Pflanzenöle, scharfe und bittere Gewürze.

☯ Günstige Lebensmittel

Hirse, Mais(mehl), Maisnudeln, Polenta, Vollkornbrot, ballastreiches Knäckebrot, Quinoa, Amaranth, Bulgur, Dinkel, Kartoffeln, Bohnen, Erbsen, Kichererbsen, Linsen, Tofu, Spargel, Paprika, Auberginen, Zucchini, Spinat, Pilze, Kohlsorten, Sauerkraut, Salate, Zwiebeln, Lauch, Rettich, Sellerie, Tomaten, Beeren, Ananas, Äpfel, Birnen, Orangen, Trockenobst, Oliven(öl), Avocados, scharfe und bittere Gewürze. Sehr gut geeignet sind trockene Lebensmittel wie Knäckebrot oder Maiskräcker. Diese bringen die Säfte stark in Bewegung und unterstützen so die Entgiftung.

☯ Ungünstige Lebensmittel

Alle stark aufbauenden Lebensmittel sollten nur in geringen Mengen verwandt werden. Dies sind vor allem weißer Zucker, weißes Mehl, stark verarbeitete Fette. Ansonsten gelten die üblichen „Vorsichtsmaßnahmen".

Zu viel Yin
Ratschläge für den Tagesablauf

☯ Frühstück

Das Problem ist, dass der Appetit morgens meist fehlt. Es macht Sinn, morgens den Appetit anzukurbeln und ihn abends zu bremsen. Daher ist es sinnvoll, morgens einen Gewürztee zu trinken. Auch knackiges Obst oder Gemüse (Karotten, Kohlrabi, Äpfel) regen den Saftfluss an. Sie werden seit langem morgens wieder Hunger haben! Legen Sie den Schwerpunkt auf leichtverdauliche, entgiftende, ballaststoffreiche Lebensmittel. Schauen Sie im Kapitel der Lebensmittel nach. Sie werden vieles finden, das Sie gerne mögen.

Wenn Sie gerne warm frühstücken, können Sie bei den Schnellgerichten die aufbauenden Lebensmittel gegen entgiftende Mittel austauschen. Hierzu eignen sich besonders Hirse, Mais oder Amaranth. Wenn es Ihnen gelingt, das Abendessen zu reduzieren, sollten Sie sich mit einem ausgiebigen Frühstück belohnen!

Frühstück, das das Yin absenkt

- *Gewürztee zum Anregen des Appetits*
- *Knackiges Obst oder Gemüse als „Vorspeise"*
- *Ballaststoffreiches Frühstück (z.B. Vollkornbrot)*

☯ Mittagessen

Sehr viele pflanzliche Lebensmittel wirken entgiftend. Solange diese nicht zu süß oder zu fettig sind, kann man bei veganer Ernährung nicht sehr viel falsch machen.

Es sollten Lebensmittel im Vordergrund stehen, die nicht belasten oder ausleitend wirken.

Besonders gut eignen sich Kartoffeln und Hülsenfrüchte. Diese sind Schlankmacher und Powermittel gleichzeitig. Hierzu gehören auch Tofuprodukte. Auch Vollkornprodukte wie Grünkern oder Dinkel sind gut geeignet. Gemüse sollte ständig mit dabei sein.

Mittagessen, das das Yin absenkt

- *Kartoffeln, Vollkornprodukte*
- *Hülsenfrüchte*
- *Gemüse*
- *Tofuprodukte*
- *Ballaststoffreich*

☯ Abendessen

Hier geht es um ein leichtes Abendessen.

Das Problem ist hier meist die Gewohnheit und nicht so sehr der Hunger. Es gibt eine Menge Lebensmittel, die nicht belasten und trotzdem satt machen.

Hierzu gehören Kartoffeln, Knäckebrot, sowie viele Gemüsesorten wie Spargel, Zucchini, Spinat, Pilze, leichte Kohlsorten, Lauch, Rettich, Sellerie, Tomaten, alle Beeren, Ananas, Äpfel, Birnen, Orangen, besonders Trockenobst, Hirse, Mais, Polenta, Oliven, Avocados.

☯ Nachtisch

Was für die Seele...

☯ Zwischenmahlzeiten

Wenn möglich, darauf verzichten. Ansonsten sind entgiftende Tees sicher die beste Art der „Zwischenmahlzeit". Auch leichtes Obst oder Gemüse sind gut geeignet.

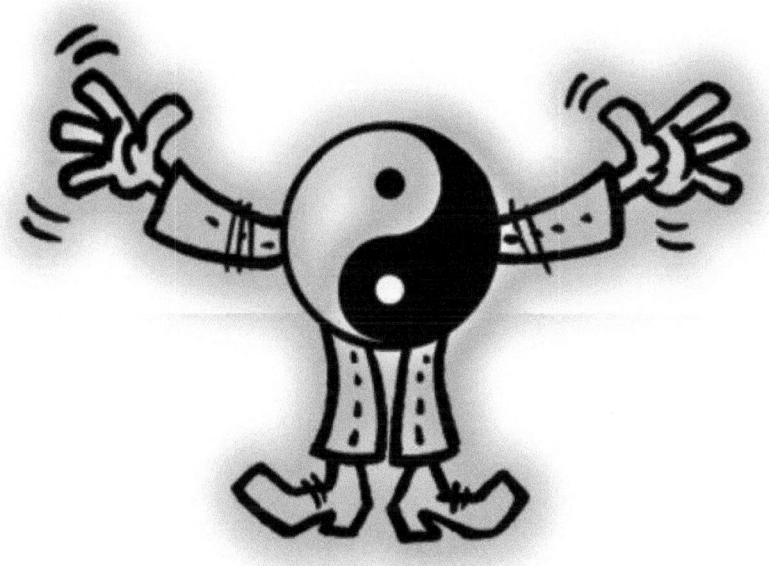

Danke

Ein Buch ist immer ein Gemeinschaftswerk. So wäre dieser Ratgeber nicht ohne die Hilfe vieler toller Menschen entstanden.

Ich danke meiner meiner lieben Frau Silvia, die stets ein offenes Ohr hatte, mich inspirierte und sehr viel Geduld mit mir hatte (und auch brauchte).

Ich danke Uschi Dören aus Schwerte für die wunderbaren Photographien der Lebensmittel.

Ein besonderer Dank geht an Goran Lazek für seine unverkennbaren Grafiken. Er ist auch ein höchst begabter Maler.

Für die Korrektur danke ich ganz besonders Svea Link und Corinna Wünnemann, ohne die dieses Buch nicht lesbar wäre.

Inspiriert haben mich viele Freunde mit Ideen, Vorschlägen und Kritik.

Ein besonderer Dank geht an Michaela Wendel, Michael Schimpke, Christine und Klaus Aksamski, Hannes Dülberg, Kathrin Rehle, Robert Stadtherr, sowie allen, die mir zu Seite standen und stehen.

Peter Hollmayer
Heilpraktiker

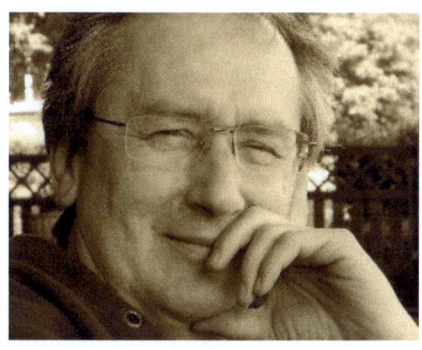

ist seit 1993 als Heilpraktiker
Tätig. 1995 gründete er die
Via Vita Schule.
Sein therapeutischer Schwerpunkt ist die Traditionelle Chine-
sische Medizin.
Seit 1995 gibt er TCM Ausbildungen an der eigenen Schule, sowie
an anderen Einrichtungen. Er gehört damit zu den erfahrensten
Ausbildern in Deutschland im Bereich der TCM.

Sein Schwerpunkt ist die Ernährungsberatung. Zum Thema Ernährung nach der TCM gibt er auch Online Seminare.
Er veröffentlichte einige Bücher sowie Beratungspläne zum Thema Ernährung nach der TCM. Auf seiner Homepage finden Sie
umfangreiche Informationen sowie viele Downloads.

You Tube Kanal
Peter Hollmayer hat einen eignen You Tube Kanal mit Videos zu
vielen gesundheitlichen Themen

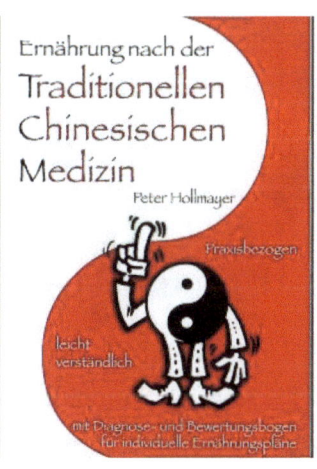

Peter Hollmayer

*Ernährung nach der
Traditionellen
Chinesischen Medizin*

192 Seiten
14,90€

Via Vita
Schule für Traditionelle Chinesische Medizin

Die Via Vita Schule besteht seit 1995 und ist damit eine der erfahrensten Bildungsstätten für TCM. Sie bietet erfolgreich Ausbildungen in vielen Teilbereichen der TCM an. Dazu gehört die Ernährungslehre, die fünf Elemente, die Akupunktur, die Pharmakologie, die Ohrakupunktur, Zungen- und Pulsdiagnostik und vieles mehr. Die große TCM Ausbildung dauert ca. zwei Jahre und umfasst alle wichtigen Themenbereiche der TCM .

An oberster Stelle stehen ein menschliches Miteinander sowie die Qualitätssicherung. Via Vita ist seit 25 Jahren eine zertifizierte Verbandschule des Bund Deutscher Heilpraktiker (BDH).

Newsletter

Der regelmässig erscheinenden Newsletter informiert über gesundheitliche Themen und Kursangebote. Sie können diesen über die Homepage abonnieren.

www.viavita-institut.de

Ausbildungen und Seminare
Online Seminare und Präsenzseminare

- ☯ **TCM Ausbildung**
- ☯ **Ausbildung/ TCM ErnährungsberaterIn**
- ☯ **Seminare zu verschiedenen Themen**
- ☯ **Videolehrgänge**

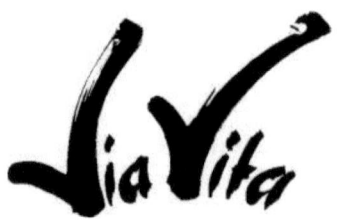

Schule für Traditionelle Chinesische Medizin
Zertifizierte Verbandschule des Bund Deutscher Heilpraktiker

Einige Literaturempfehlungen

Peter Hollmayer, Ernährung nach der Traditionellen Chinesischen Medizin, Verlag des Via Vita Instituts

Peter Hollmayer, Das Anwendungsbuch zur Ernährung nach der TCM Verlag des Via Vita Instituts

Peter Hollmayer, Das Beste für unser Immunsystem

Bo Sun, Das TCM Kochbuch, Sun Verlag,

Stefan Englert, Checkliste Chinesische Diätetik, Haug Verlag

Helmut Magel, Westliche Kräuter in der chinesischen Medizin, Haug Verlag

S.W. Souci, Lebensmittel für die Praxis, Wissenschaftliche Verlagsgesellschaft

Claudia Ritter, Heimische Nahrungspflanzen als Heilmittel, AT Verlag

Ingeborg Münzing Ruef, Kursbuch gesunde Ernährung, Heine Verlag

Gabi Guzek, Pilze im Körper, Krank ohne Grund?, Südwest Verlg

Richard Willfort, Gesund durch Heilkräuter, Trauner Verlag

Max Bruker, Unsere Nahrung, Unser Schicksal, EMU Verlag

Barbara Temelie, Ernärnung nach den fünf Elementen, Joy Verlag

Karola Schneider, Kraftsuppen nach der Chinesischen Heilkunde, Joy Verlag

Sonja Reifenhäuser, Vegane Lebensmittel, Der Nährwert Kompass, GU Verlag

Erich Rauch, Milde Ableitungsdiät, Trias Verlag

Getreide	Gemüse	Hülsenfrüchte
Amaranth *Süß, bitter, neutral* *entwässernd* Verdauungskraft, kräftigt die Nerven, das Immunsystem, baut Haare und Haut auf, leicht entgiftend	**(Blumen) Kohl** *Süß, kühl,* *leicht entwässernd* Sehr saftig, nährend mit wenig Kalorien, befeuchtet und reinigt Lunge und Darm, Wasser ausleitend	**Rote Bohnen** *Süß, neutral,* *entwässernd* Stärken die Lebenskraft, nährend und kräftigend, entgiftend, regen die Verdauung an
Hafer *Süß, warm,* *befeuchtend* Stärkt Lebenskraft, Abwehrkraft, Muskelkraft, beruhigt, baut Blut / Säfte auf, leicht stopfend	**Kartoffeln** *Süß, warm,* *entwässernd* Sehr nahrhaft, macht lange satt, reduziert Heißhunger, stärkt Immunsystem, entsäuernd	**Gelbe Sojabohne** *Süß, kühl,* *leicht entwässernd* baut Körperstrukturen auf, kräftigt Gehirn und Nerven, bei Klimakterischen Beschwerden
Hirse *Süß, neutral,* *trocknend* Leicht verdaulich, kräftigt Verdauung und Bindegewebe, stopfend	**Karotten** *Süß, warm (gekocht)* *befeuchtend* Gibt Energie, stärkt Appetit und Durst, Blut und Säfte aufbauend, stärkt Nerven & Augen	**Grüne Erbsen** *Süß, neutral,* *leicht entwässernd* Kräftigend, Säfte aufbauend und Blut reinigend, stärkt die Verdauungsorgane
Mais *Süß, neutral,* *leicht trocknend* Gibt Kraft und Ausdau- er, regt Appetit und Durst an, kräftigt die Verdauungsorgane	**Sellerie** *Süß, bitter, warm,* *entgiftend* Wirkt krampflösend, beruhigend, regt Drüsentätigkeit an, schleimlösend, Darm reinigend	**Kichererbsen** *Süß, neutral,* *leicht entwässernd* Kräftigend, stärkt die Nerven und die Verdauungsorgane, leicht entgiftend, senkt Cholesterin ab
Reis *Süß, warm,* *befeuchtend* Aufbaukost, Blut und Säfte bildend, schützt Haut und Schleimhaut, stärkt Verdauung	**Tomaten** *Süß, kühl/ neutral* *sehr befeuchtend* befeuchten Haut und Schleimhaut, wirken Blut bildend, stärken Verdauungsorgane	**Mungos** *Süß, leicht bitter, kühl,* *entwässernd* Wirkt entgiftend, leitet Hitze aus, Sprossen sind sehr vitaminreich, regen Verdauung an
Weizen *Süß, kühl,* *befeuchtend* Kräftigend, baut Blut und Säfte auf, beruhigend, nährt Haut und Schleimhäute	**Zwiebel** Scharf, süß, warm, entgiftend Wärmt innen und außen, kräftigt, reinigt die Lunge, stärkt Abwehrkraft, reinigt den Darm	**Rote Linsen** *Süß, warm,* *leicht entwässernd* leicht verdaulich, stärken die Lebenskraft, die Abwehrkraft, die Verdauungsorgane

Obst	Ölsaaten	Gewürze
Apfel *Süß, sauer, kühl, befeuchtend* Regt Verdauung an, stärkt Abwehrkraft, Nervennahrung, entgiftend	**Erdnüsse** *Süß, neutral, befeuchtend,* Gibt Kraft und Saft, nährt die Haut, die Schleimhäute, kräftigt Haare, beruhigt	**Anis** *Scharf, Süß, warm, entwässernd* Regt Appetit, Speichelbildung und die Verdauung an, schleimlösend
Bananen *Süß, kühl, stark befeuchtend* Sättigend, spenden Energie, beruhigen Schleimhäute, stärken Nerven, entsäuernd	**Kokosnuss** *Süß, leicht kühl, befeuchtend* Nährt, sättigt, kräftigt, unterstützt Haut und Schleimhaut, Blut bildend, kräftigt Nerven, (wie Milch)	**Ingwer** *Scharf, heiß, stark entwässernd* Sehr warmes Mittel, für Magen und Lunge, trocknet übermäßige Feuchtigkeit, schleimlösend
Kirschen *Süß, kühl, befeuchtend* Befeuchten Haut und Schleimhaut, regt Verdauung an, leicht abführend, kühlt innere Hitze	**Mandeln** *Süß, warm, befeuchtend* Nährend, kräftigend, stabilisiert den Darm, beruhigt Nerven, schützt die Haut, kräftig die Augen	**Kümmel** *Scharf, Bitter, Süß, warm, entwässernd* Kräftigend stark die Verdauungsorgane, entgiftend, ausleitend, Appetit anregend
Orangen *Süß, sauer, kühl, entwässernd* Kühlt bei Fieber, ent-krampfend, bei Übel-keit, Appetit anregend, scheimlösend	**Oliven** *Süß, leicht bitter, kühl, befeuchtend* Reinigt und entgiftend, unterstützt die Leber, „schmiert" den Körper, senkt Cholesterin, schützt die Haut	**Pfeffer** *Sehr scharf, heiß, entwässernd* Regt den Stoffwechsel an, schweißtreibend, durchblutungsfördernd, reizt die Schleimhäute, Appetit anregend
Weintrauben *Süß, neutral Befeuchtend* Wirkt regenerierend und belebend, Blut aufbauend, stärkt Herz und Nerven	**Sonnenblumenkerne** *Süß, leicht bitter, neut-ral, befeuchtend* Stärkt Lebenskraft, die Fruchtbarkeit, gibt Kraft und Ausdauer, für Haut und Haare	**Salbei** *Bitter, kühl, ausleitend* Unterstützt Leber und Magen, entgiftend, kühlt entzündliche Schleim-häute, antibakteriell
Zitronen *Sauer, kalt Entwässernd* Kühlt innere Hitze, schließt die Schweißporen, stimuliert Immunsystem	**Walnuss** *Süß, leicht bitter, warm, befeuchtend* Stärkt Hirn und Nerven, Sinnesorgane, abführend, regt Entgiftung an, stärkt die Libido	**Zimt** *Scharf, süß warm, ausleitend* wärmt stark von Innen, stärkt Immunsystem, stärkt Durchblutung und Kreislauf, Verdauung anregend

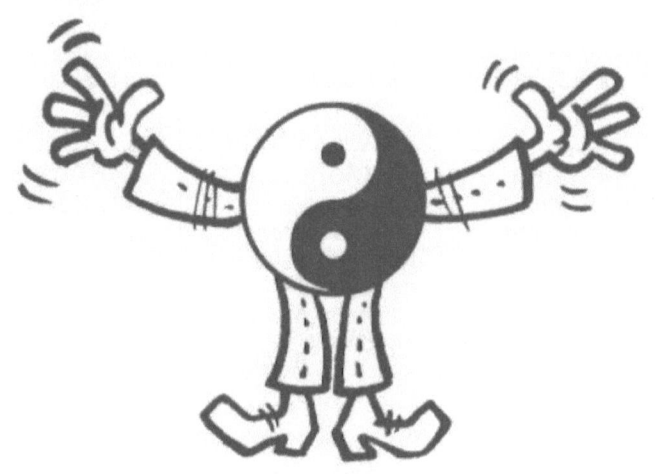

www.viavita-institut.de